Infertilidad

NANCY TAME

Infertilidad

El dolor secreto • MÉTODOS PARA REVERTIRLA

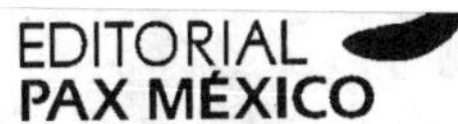

ꕥ ꕥ

El libro muere cuando lo fotocopian

Amigo lector:

La obra que usted tiene en sus manos es muy valiosa, pues el autor vertió en ella conocimientos, experiencia y años de trabajo. El editor ha procurado dar una presentación digna a su contenido y poner su empeño y recursos para difundirla ampliamente, por medio de su red de comercialización.

Cuando usted fotocopia este libro, o adquiere una copia "pirata", el autor y el editor dejan de percibir lo que les permite recuperar la inversión que han realizado, y ello fomenta el desaliento de la creación de nuevas obras.

La reproducción no autorizada de obras protegidas por el derecho de autor, además de ser un delito, daña la creatividad y limita la difusión de la cultura.

Si usted necesita un ejemplar del libro y no le es posible conseguirlo, le rogamos hacérnoslo saber. No dude en comunicarse con nosotros.

Editorial Pax México

ꕥ ꕥ

Coordinación editorial: Gilda Moreno Manzur
Portada: Víctor M. Santos Gally

Av. Cuauhtémoc 1430
Col. Santa Cruz Atoyac
México, D.F. 03310
Teléfono: 5605 7677
Fax: 5605 7600
editorialpax@editorialpax.com
www.editorialpax.com

Primera edición, 2007
ISBN 978-968-860-844-9

Impreso en México / *Printed in Mexico*

Índice

Dedico este libro a mi familia, amigos y a todas aquellas personas que viven o han vivido un problema de infertilidad.

Introducción

Las parejas suelen dar por hecho que, en cuanto decidan ser padres, lo lograrán de inmediato. Por consiguiente, llegado el momento de enfrentar la infertilidad, la primera reacción es de un gran asombro. La mayoría no cuenta con una historia médica que sugiera un problema de este tipo.

Según la definición de la American Fertility Society (Asociación Americana de Fertilidad), la infertilidad es la incapacidad para lograr un embarazo después de un año o más de relaciones sexuales regulares sin el uso de anticonceptivos, o seis meses si la mujer es mayor de 35 años. Asimismo, es la incapacidad para llevar un embarazo a término, es decir, conseguir el nacimiento de un ser con vida.

Hasta fechas recientes, la investigación e información sobre los problemas de infertilidad eran incipientes y circulaban revistas populares con datos poco serios y artículos sensacionalistas sobre el tema.

En 1978 se realizó la primera fertilización *in vitro* (FIV) en Inglaterra, proceso mediante el cual nació una niña llamada Louise Brown. El escándalo que se suscitó a partir de este hecho tuvo implicaciones sociales, religiosas y éticas. En 1982, Barbara Eck Menning, enfermera de profesión, publicó el primer libro sobre el aspecto emocional de la infertilidad, el cual se convirtió en una referencia muy importante para futuros artículos y libros.

Por primera vez, un gran número de personas tomó conciencia de que la infertilidad provoca una crisis de vida profunda en la pareja y, en ocasiones, en quienes los rodean. Muchos pacientes informan que pierden el equilibrio y el control de su vida y de su cuerpo. Los detalles más íntimos de su vida sexual se vuelven parte de una historia clínica impersonal, al alcance de todo un equipo médico.

En Estados Unidos, se estima que 15 por ciento de la población en edad de procrear vivirá un problema de infertilidad en algún momento; esto equivale a una de cada seis parejas. Se tienen datos que indican que esta cifra es similar en nuestro país.[1]

En general, de todas las parejas que se someten a tratamientos reproductivos, sólo 50 por ciento obtendrá éxito y logrará el embarazo.[2]

La infertilidad compete a la esencia, al punto más íntimo de la feminidad y de la masculinidad. La identidad de la persona se ve amenazada por sentimientos y preocupaciones con respecto a su autoestima, su imagen corporal y su salud física, al grado de sentirse defectuoso(a). Esto se debe, en primer lugar, a la falta de información y, en segundo lugar, a la falta de comprensión y, por tanto, de apoyo, lo que es aún más grave.

El tema de la infertilidad debe enfocarse considerando siempre los aspectos médico y psicológico, la mente y el cuerpo, ya que son interdependientes. Es un problema más profundo de lo que se pensaba, que conlleva sentimientos muy dolorosos que afectan los conceptos fundamentales de la propia sexualidad, la autoimagen y la autoestima. En las investigaciones, el sentimiento que más se mencionó como consecuencia de esta circunstancia es la soledad.

Por ello es importante que se cuente con mayor información sobre él, con miras a entender su grado de complejidad e intensidad, así como sobre lo que han vivido quienes se han visto obligados a recorrer tan doloroso camino.

Notas

1 Morales Carmona, F., Evangelina Aldana, Jorge Carreño, Édgar C. Díaz, Guillermo A. González, Susana Martínez, María Luisa Rodríguez y Claudia Sánchez, *Psicología de la Reproducción Humana, un enfoque integral*, Instituto Nacional de Perinatología, Editorial Trillas, México, 2002.

2 *Ibídem.*

capítulo 1

Mitos sobre la infertilidad

La infertilidad es un problema de la mujer

A la mayoría de la gente le sorprende enterarse de que en casi la mitad de los casos de infertilidad el problema es del hombre.

En México, en cerca de 40% de los casos se ubica en la mujer; en otro 40%, radica en el hombre; en 10%, los dos enfrentan algún problema, y en el 10% restante se debe a causas desconocidas.

De lo anterior se desprende que tanto hombres como mujeres deban ser evaluados con cuidado. Los datos anteriores coinciden con cifras internacionales.[1]

La infertilidad tiene que ver con factores psicológicos

En la década de 1970 sólo se podía realizar un diagnóstico en 40% de los casos de infertilidad; en el resto no había una explicación física y, por ende, se atribuían a factores emocionales.[2] En la actualidad, en 90% de los casos existe una causa física bien localizada.

Las parejas que se encuentran dentro del 10% de infertilidad debida a una causa desconocida o infertilidad no comprobada viven una situación de gran confusión y soledad, ya que, por muy doloroso que pueda ser el diagnóstico, es mejor saber cuál es el problema.

Estos pacientes se ven bombardeados con toda una serie de explicaciones que, al fin y al cabo, no les dan claridad ni una base sólida para apoyarse. Simplemente no pueden concebir y no saben por qué ocurre tal cosa. Algunos lo atribuyen a problemas emocionales; otros opinan que con los avances de la tecnología es probable que algún día se les pueda ofrecer una explicación.

Sin embargo, no puede descartarse la enorme importancia del aspecto emocional y las reacciones que se presentan ante un problema de infertilidad. Los aspectos somáticos y psicológicos deben evaluarse en conjunto.

La infertilidad es incurable

De 40 a 50% de la población infértil logrará llevar a término un embarazo, es decir, el nacimiento de un ser con vida.

Las personas que no busquen ayuda podrán aspirar a la llamada "tasa de cura espontánea": 10% después de un año y 5% después de dos.[3]

La infertilidad es una disfunción sexual

Por lo general no hay relación entre la satisfacción o la actividad sexuales y la capacidad para concebir. Los hombres y mujeres infértiles pueden experimentar las mismas respuestas sexuales físicas y emocionales que las demás parejas.[4]

La pareja infértil se divierte mucho al intentar concebir

Esto es totalmente falso. El sexo programado no es agradable.

Es más, en la mayoría de los casos, las relaciones sexuales pueden deteriorarse a causa de la infertilidad.

No puede haber problemas de infertilidad cuando la pareja ya tiene un hijo

Esto también es falso. La infertilidad secundaria se define como la incapacidad para llevar a término un embarazo después de haber tenido uno o más hijos. Es muy común que parejas que ya los tienen, más adelante presenten problemas para concebir.

Si adoptas un bebé, seguro te embarazarás

Éste es uno de los mitos más dolorosos a los que se enfrenta la pareja infértil, puesto que sugiere que la adopción es sólo el camino para llegar a la meta y no la meta en sí misma. En la clínica de la Universidad de Stanford, el doctor Emmett Lamb estudió una muestra bastante amplia de parejas infértiles y comparó la tasa de aquellas que decidieron adoptar con la de quienes no lo hicieron. Los resultados del estudio revelaron una "tasa de cura espontánea" de 5%[5].

La meta es lograr el embarazo

No. La meta debe ser tener un embarazo que llegue a término y que el resultado de éste sea un bebé con vida. Parece una diferencia mínima, pero cuando se observa todo lo que puede suceder desde el momento en que a la mujer le dicen: "El resultado es positivo, estás embarazada", hasta el momento en que nace el bebé, es mejor considerar el embarazo como un logro muy importante, pero no como la meta.

Más es mejor

Es común escuchar a la gente manifestar: "Si tomo mayor dosis de hormonas, responderé mejor a los tratamientos". "Si me transfieren más embriones, tendré mayores probabilidades. Si tres embriones son buenos, seis son mejor", "Quíntuples suena bien".

Las técnicas de reproducción asistida provienen de la ciencia; las decisiones que se tomen al respecto deben ser objetivas y buscar lo que es más conveniente y resulta mejor para la paciente. Recurrir a más medicamentos y más embriones puede provocar, por ejemplo, una sobreestimulación de los ovarios.[6]

Todas las técnicas en cuestión implican riesgos; es importante no apresurarse a tomar decisiones ni presionar al equipo médico, ya que después es posible que sean más los riesgos que los beneficios.

Notas

1 Morales Carmona, F., Alberto Kably y Franco E. Díaz, "Fertilización asistida: aspectos emocionales", *Perinatología y Reproducción Humana*, vol. 6, núm. 7, julio-septiembre de 1992.

2 Hammer Burns, Linda, "Infertility as Boundary Ambiguity: One Theoretical Perspective", *Family Process*, vol. 26, septiembre de 1987, pp. 359-372.

[3] Morales, Carmona, *et al.*, *op. cit*, p. 7.

[4] Salzer, Linda P., *Surviving Infertility*, Harper Perennial, Nueva York, 1991.

[5] Forrest, Linda y Mary S. Gilbert, "Infertility: An Unanticipated Life Crisis", *Journal of Mental Health Counseling*, vol. 14, núm. 1, enero de 1992, pp. 42-58.

[6] Wisot, Arthur y David Meldrum, *Conceptions and Misconceptions*, Hartley and Mark, Vancouver, 2004.

capítulo 2

Antecedentes históricos de la infertilidad

A lo largo de los siglos las personas se han apoyado en cualquier cosa o fuerza que pueda ayudarlas a ser padres. Cada palabra que nos han transmitido, cada remedio y ritual, nos atan a un punto en común: la infertilidad es tan antigua como la especie humana.[1]

En este capítulo analizaremos las maneras en que se han observado, explicado y tratado los problemas de infertilidad a lo largo de la historia. Rigoberta Menchú (citada por Burgos, 1993) describe lo siguiente:

> En primer lugar, la niñita tiene valor como algo de la tierra, que da su maíz, que da su fríjol, que da sus yerbas, que da todo. La tierra es como una madre que multiplica la vida del hombre. También la niña tiene que multiplicar la vida de los demás hombres de nuestra generación y precisamente de nuestros antepasados, que los tenemos que respetar.[2]

Siglos atrás, para entender los fenómenos naturales que influían en la vida, la especie humana desarrolló explicaciones que constituyen mitos. Más adelante, esto dio lugar a doctrinas religiosas y códigos sociales más desarrollados.

Uno de los símbolos más comunes de la fertilidad en todas las culturas es el agua o la lluvia. Se creía que ésta hacía productiva a la tierra y se le achacaba un efecto curativo en la mujer que no podía concebir. Asimismo, se pensaba que las mujeres infértiles eran capaces de provocar que los árboles dejaran de dar fruto. Ello motivó la costumbre que imperaba en Macedonia de prohibir que estas mujeres comieran el primer fruto que se recogía del árbol; sólo las que eran madres gozaban de tal honor.

Para propiciar la fertilidad, en muchas culturas se han usado muñecas que representan al hijo o hija que tanto se desea. En Japón, cuando una mujer no podía embarazarse, las mujeres mayores acudían a su casa y simulaban que la ayudaban a parir, con el uso de un muñeco.[3]

> En México las indígenas huicholas elaboraban muñecas de tela de algodón y las dejaban en una cueva que creían que estaba habitada por las diosas de la concepción y del parto. Después de un tiempo, las recogían y las usaban bajo su ropa, creyendo que esto las ayudaría a concebir.[4]

Las mujeres no fértiles han sido llamadas antimujeres, no mujeres, no naturales, sin sexo, sin bendición, áridas y estériles. Todos estos términos significan la negación del crecimiento y del fruto. Los usos metafóricos y culturales del lenguaje niegan, excluyen, rompen y lastiman más allá de lo imaginable.

Suplicarle a los dioses era una manera aceptada de enfrentar el problema, aunque algunas veces las parejas tenían que consentir y gratificar a los malos espíritus para que detuvieran el mal. En el noroeste de la India, cuando los padres de una mujer morían y ella resultaba infértil, se pensaba que éste era un modo en que sus padres le manifestaban su desagrado. Entonces ella debía realizar ciertos rituales para calmar a los espíritus.[5]

Cuando la mujer infértil intenta lidiar con su problema y comprenderlo, se enfrenta con la imagen arruinada y marchita de sí misma. Sus sentimientos de insuficiencia no son mitigados, sino confirmados. Su dignidad es golpeada por el fracaso continuo de no concebir como otras mujeres lo hacen.

La aceptación de estas historias o puntos de vista no es de ninguna ayuda, no afirma la autoestima; por el contrario, afirma el dolor.

En diversas ocasiones y circunstancias se menciona a la mujer infértil como mujer sin propósito y sin lugar: "Una mujer sin hijos es como un árbol sin hojas".[6]

Una de las primeras imágenes de la mujer infértil en la tradición judeo-cristiana es la siguiente:

> Raquel es hermosa. Jacobo lucha siete años por ella. Raquel es infértil. "Cuando tomó conciencia de que no le había dado hijos a Jacobo... ella le dijo: '¡Dame hijos o moriré!'. Jacobo dirigió su enojo a Raquel y le dijo: '¿Acaso estoy en el lugar de Dios, que privó a tu matriz de poder dar fruto?'. Entonces ella dijo: 'Aquí está mi sirvienta Silhah; entra en ella y así podré tener hijos a través de ella'".[7]

La mujer despertaba un gran misterio porque era quien podía concebir. Se llegó a creer en la influencia de algún poder sobrenatural a este respecto.

Es importante recordar que, si bien la existencia del espermatozoide en el semen se descubrió en 1677, con el invento del microscopio, no fue sino hasta dos siglos más tarde cuando se percataron del importante papel que éste desempeña en la reproducción.[8]

La procreación es primordial y determinante para quienes ven el placer sexual como pecado. Incluso purificó a la mujer, considerada peligrosa desde la primera transgresión o el primer pecado: "Adán no fue engañado, la mujer fue engañada y se convirtió en transgresora. Así la mujer se salvará procreando hijos".[9]

En algunas religiones el matrimonio puede ser anulado si se comprueba que la mujer es infértil; sin embargo, esta ley no se aplica si se prueba que el hombre lo es. En los matrimonios poligámicos, a una esposa infértil se le reemplaza con rapidez por una nueva y por lo general es relegada al nivel de sirvienta.[10]

Por otra parte, en el ámbito de la medicina también se han externado diversas opiniones sobre la infertilidad. Por ejemplo, durante muchos siglos se creyó que en el acto de la concepción el hombre daba "la semilla" y la mujer el alma. Si nacía una niña, el alma era sospechosa. Si se presentaba un embarazo no logrado, o no se concebía, la mujer era tachada de "alma pobre".[11] Y esta calificación ya representaba un avance, pues antes del Concilio de Trento se pensaba que la mujer ¡no tenía alma![12]

Las pruebas de infertilidad más antiguas que se conocen datan del año 2000 a.C. Para someterse a una prueba, la mujer infértil debía tomar agua de melón mezclada con la leche de la madre de un varón. Las que eructaban después eran consideradas infértiles.

En la antigua Grecia, Hipócrates expuso la teoría de que la fertilidad de una mujer se comprobaba pidiéndole que se pusiera durante la noche un ajo en la vagina. Al día siguiente, si ésta desprendía olor a ajo, era señal de que su cuerpo funcionaba de modo adecuado.[13]

Algunas mujeres mexicanas creían que la infertilidad se debía a la ingestión de comidas frías y se prevenía comiendo tres hojas de maíz negro crudas, una por una, durante tres noches consecutivas de la luna nueva.[14]

A finales del siglo XIX, cuando algunas mujeres accedieron a la educación, se descubrió una nueva razón de la infertilidad:

> El cerebro, por su continuo uso, absorbe una gran porción del poder de los nervios, priva a los órganos menstruales de su uso apropiado, y su energía natural y su bienestar se ven disminuidos (lo que causa esterilidad).[15]

Era impensable que un hombre capaz de realizar el acto sexual fuera infértil. Aun en los libros de texto médicos del siglo pasado, la infertilidad era considerada exclusivamente un asunto o problema femenino.

> A lo largo de la historia, la mujer que no ha podido tener hijos ha sido vista (excepto en algunos casos específicos, como la monja en el claustro o la virgen en el templo) como una mujer fracasada, imperfecta, incapaz de defender su propio sexo y privada de la reverencia hipócrita que se le otorga a la que es madre.[16]

Muchos personajes históricos padecieron problemas de infertilidad, pero a gran parte de ellos no se les menciona. En *El naranjo* (1993), Carlos Fuentes hace mención de la primera esposa de Hernán Cortés:

> ...Aguilar y las comadres están de acuerdo en que mi nacimiento [está hablando el hijo de Cortés y la Malinche] es lo que volvió loca de celos a la estéril de Catalina Xuárez, casada con él en Cuba y traída a México al caer el imperio, la única mujer de mi padre que nunca le dio hijos. Enferma, siempre malita, echada en un estrado, inútil y quejumbrosa, por mi culpa tuvo esta mujer una noche disputa con mi padre, según cuentan las criadas... La mujer

se murió de su flujo de su menstruación. Esta Marcaida estaba siempre muy enferma de madre.[17]

Otro ejemplo es el de Catalina de Médici, reina de Francia, quien fue infértil por nueve años. Durante ese periodo hizo todo lo posible, todo lo que en ese momento se sabía o se creía sobre tratamientos de infertilidad. En los siguientes diez años pudo parir cada año.

¿Habría sobrevivido en la historia Catalina de Médici si esos nueve años se hubieran prolongado? ¿Se habría perdido en las páginas de la historia, si no hubiera tenido hijos, como le sucedió a la consorte real del emperador de China en 1850? (Ésta fue sustituida por la consorte menor, tzu Hsi, quien parió un varón sano.)[18]

Con base en lo expuesto en este capítulo, se aprecia cómo las raíces de algunos mitos y prejuicios sobre la infertilidad son muy profundas y antiguas. En algunos grupos ya se observa una actitud más abierta, sustentada con datos reales. Pero en otros, la falta de información y de aceptación es aún enorme. Sin embargo, algo queda muy claro: a lo largo de los siglos la infertilidad ha provocado un fuerte impacto en las personas involucradas, en su familia y en su comunidad.

Notas

1 Sha, Janet, *Mothers of Thyme: Customs and Rituals of Infertility and Miscarriage*, University Station, Minneapolis, 1990.

2 Burgos, Elizabeth, *Me llamo Rigoberta Menchú y así me nació la conciencia*, Editorial Siglo XXI, México, 1993, p. 35.

3 Sha, *op. cit.*

4 *Ibídem*, p. 36.

5 *Ibídem*, p. 37.

[6] Rehner, Jan, *Infertility: Old Myths, New Meanings*, Second Story Press, Canadá, 1989.

[7] Génesis, 30:1-3, *Biblia de Jerusalem*, Editorial Desclée de Brouver, Francia, 1972.

[8] Menning, Barbara Eck, *Infertility. A Guide for the Childless Couple*, Prentice Hall Press, Nueva York, 1988.

[9] Timoteo, 2:14-15, *Biblia de Jerusalem, op. cit.*

[10] Menning, *op. cit.*

[11] Rehner, *op. cit.*

[12] Grela, C., F. Kissling, R. Laverde, M. L. Londaño, S. Marcos, R. M. Mararo y A. M. Portugal, *Mujeres e Iglesia: sexualidad y aborto en América Latina,* Edición Ana María Portugal, México, 1989.

[13] Sha, *op. cit.*

[14] *Ibídem.*

[15] *Ibídem*, p. 20.

[16] Adrienne Rich, citada por Rehner, *op. cit.*, p. 27.

[17] Fuentes, Carlos, *El Naranjo*, Alfaguara, México, 1993, p. 69.

[18] Rehner, *op. cit.*, p. 26.

capítulo 3

Descripción general de algunos tratamientos de infertilidad

No sé, pero algún día lo que has descubierto podrá ser aplicado en la especie humana, para fines y con consecuencias que todavía no podemos imaginar [carta de un colega felicitando a Spellanzani, al haber logrado en 1780 una inseminación artificial en un animal].[1]

En este capítulo se explicarán de forma general algunos de los tratamientos que se utilizan en el campo de la infertilidad. Si bien no son todos los que existen, sí representan los que han causado mayor discusión y polémica, debido a los aspectos legales, morales, psicológicos y sociales que implican.

La tecnología se ha definido como la aplicación de la ciencia para resolver problemas. Por otra parte, la biotecnología se refiere a la aplicación de técnicas en las que se utilizan organismos para proveer adelantos científicos y ofrecer determinados servicios.

En la actualidad, cada pareja con problemas de infertilidad tiene 90% de probabilidades de que se descubra cuál es la causa de ellos. Sin embargo, los descubrimientos derivados de la investigación científica se superan con mayor rapidez de lo que pueden analizarse en sus contextos éticos, legales y sociales.[2]

Técnicas de reproducción asistida

Fertilización *in vitro* (FIV)

El tratamiento más controvertido cuando se trata de aplicar la tecnología a los problemas de infertilidad ha sido la fertilización *in vitro*. La primera "niña de probeta" fue Louise Brown, nacida el 24 de julio de 1978 en Oldham, Inglaterra, gracias a los esfuerzos de los médicos Robert Edwards y Patrick Steptoe. Al poder desplazar el milagro de la fertilización fuera del cuerpo de la mujer, la fertilización *in vitro* ha permitido que muchas parejas formen una familia.

Los métodos de reproducción asistida se han utilizado en Estados Unidos desde 1981. Más de 70 mil bebés han nacido gracias a estos métodos, de los cuales 45 mil se deben a la fertilización *in vitro*.[3]

En nuestra era, un niño puede tener hasta cinco padres: una madre y un padre biológicos, una madre y un padre adoptivos, y una madre sin relación de parentesco con ellos. ¿Cómo se realiza esta nueva técnica que ha cambiado para siempre la definición de paternidad? ¿Cómo se puede devolver un embrión al cuerpo de la mujer para que se implante por sí mismo?

Pese a que los ovarios de una adolescente pueden contener hasta 250 mil óvulos, éstos se pierden con rapidez a medida que crecen. Sólo uno es seleccionado para que madure y ocurra la ovulación. Una mujer puede tener un total de 400 óvulos maduros en toda su vida.

Así, la naturaleza de cada mujer le hace producir un óvulo cada mes. Los médicos que recurren a la FIV utilizan medicamentos que "engañan" a la madre Naturaleza para que se produzcan y maduren varios óvulos y no uno solo. Parece que el índice de éxito se relaciona con el número de óvulos que pueda recolectarse y fertilizarse.[4]

Por lo general, se receta a la paciente un medicamento llamado Lupron (conocido como Lucrin en México). Cada mañana, procurando que sea a la misma hora, la mujer debe administrarse, con una jeringa muy delgada, una pequeña dosis en la parte anterior del muslo o en el estómago. Casi siempre se hace desde el segundo día de la menstruación y hasta que el médico indique cuándo suspenderlo.

El objetivo del Lupron es inhibir la glándula pituitaria para que no mande la señal y, por tanto, no ocurra la ovulación. De tal manera, con los ovarios descansados, el especialista empieza a medicar para que se produzcan varios óvulos que sean de buena calidad y, lo que es muy importante, que maduren todos al mismo tiempo. Según la situación de cada paciente, se harán distintas combinaciones de medicamentos para incrementar el número de óvulos en cada ciclo. Estas inyecciones también se aplican a diario, casi siempre por la tarde o por la noche, y se inician en los primeros días de menstruación. A tal etapa se le llama de estimulación ovárica.

El médico debe evaluar continuamente la respuesta de los ovarios a todos estos medicamentos. En el primer ciclo, en alrededor de 60 a 70% de las pacientes se observará una buena respuesta y podrán pasar a la siguiente etapa, la cirugía. Otras veces (en ese 30 o 40% restante), los ciclos deben cancelarse o descontinuarse por una mala respuesta al tratamiento. De ese grupo de mujeres, 70% mostrará una buena respuesta en el ciclo posterior.

Por lo normal, el óvulo flota dentro del folículo, que funciona como una incubadora y es el sitio donde el óvulo madura. El desarrollo de los folículos se monitorea con ultrasonido y con pruebas de sangre que indican el nivel de estrógenos. Cuando todas estas pruebas muestran que el folículo está a punto de romperse, se aplica una inyección que dispara la maduración del óvulo. La inyección, llamada de Hcg o Profasi, debe suministrarse a la hora exacta que el médico señale. El cálculo preciso de la hora de la misma es esencial para que el tratamiento funcione.

Como mencionamos, el siguiente paso es la cirugía, que el médico programa para cerca de 36 horas después. Si deja pasar más tiempo, ocurre la ovulación y todo el tratamiento perece. La meta de la FIV es que los óvulos se extraigan o retiren cuando estén lo suficientemente maduros como para que el folículo esté a punto de romperse, pero antes de que se presente la ovulación.

La extracción de los folículos se realiza por medio de un procedimiento que consiste en la recuperación de los óvulos de modo transvaginal. Se trata de una cirugía de 15 minutos que suele realizarse con anestesia general. No hay necesidad de hacer ninguna herida. Una vez que la paciente está anestesiada, el médico pasa a través de la pared vaginal una jeringa que, succionando, absorbe los folículos. El profesional puede guiarse también con un ultrasonido para ver dentro del cuerpo de la mujer.

Al terminar, de inmediato una enfermera lleva la muestra obtenida al laboratorio.

El o la bióloga supervisan los óvulos recolectados, los que se evalúan con cuidado. Los óvulos se dejan en una charola que contiene una solución especial hecha con la sangre de la paciente y otras sustancias.

El óvulo permanece ahí de cuatro a 24 horas antes de ser expuesto al esperma.

Con respecto al semen, el mismo día de la cirugía se pide al hombre que proporcione una muestra de su semen, para ser analizada. Para muchos de ellos, éste es un momento sumamente difícil que los hace sentirse muy nerviosos. Por tal razón, algunos médicos prefieren solicitar una muestra al cónyuge antes del procedimiento, para analizarla con calma y congelarla.

Si el día de la cirugía el hombre no logra producir su muestra o se presenta algún obstáculo, el médico y la pareja pueden estar tranquilos, pues se cuenta con una reserva. El semen es "lavado" para remover los espermas que se ven anormales y los que no tienen movilidad.

Una vez que el esperma y los óvulos han sido recolectados, puede practicarse la FIV. Los óvulos y el esperma se mezclan en una charola. De esta manera, en realidad, el nombre de "niño de probeta" no es adecuado, porque en este método no se usa un tubo de ensayo o probeta, sino una charola. Ya fertilizados algunos óvulos, se ponen en una incubadora a una temperatura determinada, para permitir que crezcan. Esto se hará durante un periodo de 48 a 72 horas, después del cual se le transfiere a la mujer un máximo de cuatro embriones.

En algunas clínicas se transfieren tres cuando mucho. Si se logra el embarazo con una transferencia de tres embriones, 85% de las pacientes tendrá un bebé, 14% de ellas, mellizos y 1%, trillizos.[5]

Se ha observado que cuando se transfieren más de cuatro embriones, las probabilidades de embarazo no aumentan, pero los riesgos sí. Hay países, como Inglaterra, en donde ya existe una legislación en este campo y no se permite transferir más de dos embriones a pacientes con buen pronóstico. En Alemania, por ley no se pueden transferir más de tres.[6]

Se estima que, de 100% de los nacimientos de gemelos, cerca de 50% es resultado de tratamientos con reproducción asistida. Asimismo, que, de 100% de nacimientos de trillizos o un mayor número de bebés, 90% se derivan de este tipo de tratamientos.[7, 8]

La mayoría de las complicaciones que pueden presentarse se debe a que las mujeres con embarazos múltiples por lo común dan a luz antes de tiempo. Lo normal es que el embarazo llegue a término en la semana número 40. Con gemelos, se puede reducir el tiempo del embarazo a 36 semanas; con trillizos, a 33, y con cuatrillizos a tan sólo unas 29 semanas aproximadamente.

Embarazo normal	Gemelos	Triates	Cuádruples
40 semanas	36 semanas	33 semanas	29 semanas

Por lo general se ofrecen cuatro opciones a seguir con los embriones que sobran:

1. Donarlos a otra pareja infértil.
2. Donarlos con fines de investigación.
3. Destruirlos.
4. Congelarlos.

Casi todas las parejas escogen la última opción y las pocas que no lo hacen es porque probablemente temen que las técnicas de congelamiento puedan causar daños al embrión. Sin embargo, sus dudas se resolverían si consultaran a los médicos, ya que se ha comprobado que no es así.

Una de las situaciones más difíciles que se presenta es cuando se implantan varios embriones y se presenta un embarazo múltiple de tres, cuatro o más hijos. En algunos de estos casos y por razones médicas se debe realizar una terminación selectiva, esto es, la destrucción de un feto para permitir que los demás vivan. La diferencia con un aborto es que en éste se termina el embarazo y en la terminación selectiva, éste continúa. Se trata de una de las decisiones más difíciles que deben enfrentar algunas parejas y sus médicos.[9]

En la siguiente etapa, la transferencia en sí, se realiza un procedimiento relativamente sencillo que por lo regular no requiere anestesia. El médico introduce en el útero de la paciente un catéter que contiene los embriones. Después la paciente debe quedarse acostada en el consultorio dos horas o más. En algunas clínicas se le pide que permanezca en reposo total el resto del día y, si es posible, los dos días siguientes, lo cual significa que no puede bañarse siquiera.

Quince días después, la mujer acude al laboratorio, donde le practican la prueba de embarazo. Muchos piensan que éste es el momento crucial: esperar la llamada del médico y enterarse de si el resultado es positivo o negativo.

Para las familias que se han formado gracias a la FIV, este método es un milagro de la tecnología moderna, una respuesta a sus peticiones después de una larga espera.

¿De qué depende que la FIV tenga éxito? De varios factores, entre ellos:

- La causa de la infertilidad.
- La respuesta de los ovarios a la estimulación de los medicamentos.
- La calidad de los óvulos y los embriones.
- La capacidad del esperma para fertilizar los óvulos.

- La edad de la paciente.
- La experiencia del equipo médico.

La estadística de mayor importancia a este respecto es el porcentaje de bebés nacidos vivos (llamados "que se llevan a casa" o *take-home-babies*). En promedio, 15% de las mujeres que ingresan a un ciclo de FIV logrará parir un bebé con vida.[10] Algunas de las mejores clínicas de Estados Unidos reportan un índice de 18 a 19%. En cambio, otras nunca han logrado un nacimiento con este método.

En los últimos años se ha avanzado de modo significativo en esta área, lo que permite que cada vez más parejas tengan hijos al someterse a una FIV,[11] que ya no es un procedimiento experimental, sino una práctica médica común.

Dado que el tratamiento es muy costoso en términos económicos, emocionales y temporales, es conveniente destinarlo a personas con buenas probabilidades de tener un hijo. La paciente tendrá que ser sana y, como es obvio, no deberá haber ninguna contraindicación con respecto a los medicamentos utilizados o incluso al embarazo en sí. Además, ninguno de los miembros de la pareja deberá tener infecciones. Una de las razones de mayor peso para recomendar la FIV es que haya mal funcionamiento o ausencia de las trompas de Falopio.

Una de las grandes aportaciones de la FIV es que casos que hace 20 años eran imposibles para la medicina, ahora no lo son gracias al desarrollo de esta técnica.

Antes, la edad máxima aceptada en una mujer para ingresar a un programa de FIV era de 35 años. Ahora, la mayoría de las veces se acepta a candidatas de 40 años o más, aunque se corre un riesgo mayor de que surjan anormalidades cromosómicas relacionadas con la edad.

Si bien el índice de éxito es igual a los 40 que a los 45 años, el índice de embarazos no logrados aumenta de 35% a los 40 años de edad a 60% a los 43.

Se afirma que el índice de embarazos no logrados en la FIV es alto. No obstante, se estima que en 50% de los embarazos hay abortos espontáneos. La diferencia es que en los embarazos naturales muchas veces la mujer ni siquiera se da cuenta de esto, en tanto que cuando es por medio de una FIV, la noticia del embarazo se sabe mucho más pronto que en otros casos y, por tanto, cuando surge algún problema, es posible detectarlo y registrarlo. En otros casos quizá pasaría inadvertido.

Los riesgos de tener un bebé con algún defecto cuando la mujer se embaraza por medio de una FIV u otras técnicas de reproducción asistida son iguales a los de cualquier embarazo natural; no hay mayor incidencia. Sin embargo, las parejas que han logrado el embarazo con estos procedimientos deben escoger un médico que se sienta cómodo atendiendo partos de alto riesgo.

Si bien a algunos les preocupa que los medicamentos usados para muchos tratamientos de infertilidad puedan causar cáncer en los ovarios más adelante, parece que los estudios efectuados acerca de este tema son inadecuados. Hasta ahora no hay evidencias concluyentes que relacionen dichos medicamentos con este tipo de cáncer.[12]

Transferencia de los gametos a las trompas de Falopio (GIFT)

GIFT es la abreviatura del nombre en inglés, *gamete intrafallopian transfer*, de este tratamiento, cuyo pionero es el doctor Ricardo H. Asch.

El GIFT es un procedimiento relativamente nuevo en el cual los gametos (nombre técnico con que se conoce a los óvulos y al esperma) son puestos directamente en las trompas de Falopio. En este caso, los óvulos también se extraen por medio de una cirugía, pero diferente de la de la FIV porque no es transvaginal, sino por medio de una laparoscopia.

Se trata de una cirugía menor (la paciente sale el mismo día del hospital) que permite al médico observar el interior del cuerpo de la mujer, en específico los órganos reproductores y la cavidad abdominal. Para ello se utiliza un telescopio que atraviesa una pequeña abertura, por lo general en el ombligo. La laparoscopia se utiliza para establecer diagnósticos, quitar adherencias, tratar algunos casos de endometriosis y embarazos ectópicos, destapar trompas de Falopio y, por supuesto, para realizar el GIFT, el ZIFT (transferencia del cigoto a las trompas de Falopio o *zygote intrafallopian transfer*) y la FIV.

En el GIFT los ovarios son estimulados de igual manera que en la FIV. Después, los óvulos que se hayan producido se recolectan, se ponen en un catéter junto con el esperma del hombre y de inmediato se inyecta la combinación al final de cada trompa de Falopio. El GIFT es más parecido al proceso de concepción natural porque la fertilización ocurre dentro del cuerpo de la mujer y no en una charola como en la FIV.

Las candidatas para el procedimiento son mujeres con endometriosis, infertilidad por causas desconocidas y otros factores, pero puede ser útil en especial para casos en los que la cuenta de esperma del hombre es baja, porque así dicho esperma no tiene que viajar hasta las trompas de Falopio.

El índice de éxito alcanzado con el GIFT es de 26 a 30% aproximadamente. En pacientes con infertilidad por causas desconocidas puede llegar hasta 40%. Una de sus complicaciones es que de 3 a 5% de los embriones se implantan en la trompas, por lo que estos embarazos deben monitorearse con ultrasonido desde el inicio del embarazo. Otra desventaja es que pueden presentarse infecciones también en las trompas.

El GIFT se les ofrece a las parejas cuando debe realizarse una laparoscopia por otras razones, si está comprobada la fertilidad del cónyuge o si las trompas de Falopio de ella son normales y no tienen problemas.[13] Otros casos en los que el GIFT representa una buena opción son los de muchas parejas para las que la FIV no es aceptable por consideraciones religiosas o morales. Sin embargo, en el caso de otros pacientes, algunos médicos prefieren recurrir a esta última práctica.

Transferencia del cigoto a las trompas de Falopio (ZIFT)

El ZIFT (*zygote intrafallopian transfer*) es un procedimiento en el que se combinan el GIFT y la FIV. El cigoto es el óvulo fecundado pero que aún no se divide.

Los óvulos son fertilizados o fecundados en la charola y los cigotos resultantes se ponen en las trompas de Falopio (14 horas después de la fertilización) mediante una laparoscopia. Según se ha afirmado, el índice de éxito del ZIFT es de 22 a 24%. No obstante, con este tratamiento se corren más riesgos de embarazos ectópicos.[15]

ICSI

Un enorme descubrimiento efectuado en el campo de la infertilidad es un procedimiento llamado inyección intracitoplasmática (*intracytoplasmic sperm injection* o ICSI), en el cual se inyecta un solo esperma en un óvulo.

Se piensa que tal descubrimiento es tan importante como la misma FIV. Esta nueva técnica es belga y se recomienda para hombres con espermatozoides escasos que al utilizarla pueden tener hijos sin necesidad de recurrir a donaciones de esperma.

Los resultados del ICSI son alentadores, pues se ha observado que, aunque puede aumentar las probabilidades de tener bebés prematuros, al cabo de un tiempo el desarrollo motor, emocional y cognoscitivo de los mismos se normaliza.[16]

¿Qué papel juega el médico?

Un aspecto importante en los tratamientos de infertilidad es la relación médico-paciente.

Resulta esencial que los médicos comprendan que tener hijos es una reafirmación para la persona, es la continuidad de la familia y de la vida, y, por consiguiente, la infertilidad representa una pérdida profunda.

No poder cumplir con una de las metas más importante en la vida provoca, en las personas que padecen un problema de infertilidad, sentimientos de incompetencia e impotencia. Por si su incapacidad para concebir fuera poco, deben incluir a una tercera persona –el médico– en su relación sexual, un área en extremo privada y compleja en significados simbólicos.

Es cierto que hay decisiones que sólo deben tomar los pacientes, pero los médicos pueden ayudar proporcionándoles la mayor información posible con base en su experiencia.

El papel del médico es en extremo difícil. Por un lado, debe "entrometerse" en los aspectos más íntimos de la vida de cada persona y, por otro, es necesario que mantenga cierta distancia y permita que cada pareja tome las decisiones que en su situación particular se plantean. Se dice fácil. En ocasiones puede ceder ante la desesperación del paciente y precipitarse o posponer alguna decisión importante a lo largo de este proceso. Puede ser difícil saber cuándo dar consejo y cuándo callar.

Cierto, hay decisiones que sólo deben tomar los pacientes, pero el profesional de la salud puede ayudar al proporcionar la mayor información posible con base en su experiencia.

El doctor Frances Ginsburg[17] opina que el médico tiene las siguientes obligaciones:

1. Hablar en la forma más honesta y clara sobre las opciones y expectativas que pueden tener las personas con problemas de fertilidad, así como los riesgos y efectos secundarios de los tratamientos correspondientes.
2. Mantenerse actualizado y ofrecer la mejor atención a sus pacientes.
3. Independientemente del resultado obtenido, los pacientes deberán percibir que el médico realizó su mejor esfuerzo.
4. Abrir opciones.

Criopreservación: congelamiento de embriones humanos

> El doctor Richard Marrs informó que un bebé varón que inició su vida a partir de ocho células congeladas... goza de "buena salud". El médico explicó la nueva tecnología a sus padres. Este nacimiento, ocurrido el miércoles, es el primero que se logra de un embrión congelado en Estados Unidos y el cuarto en el mundo.
>
> *Houston Chronicle*, junio de 1986[18]

Llamados "las almas en hielo" alguna vez por los medios de comunicación, los embriones que han sido congelados pueden después ser transferidos al útero de la madre biológica o de la adoptiva.

La técnica de congelación constituye uno de los avances más importantes en la tecnología reproductiva. Permite que los embriones que "sobran" se congelen para su uso posterior. Esta técnica fue desarrollada por Alan Trounson y su equipo en Australia, país en donde, en 1984, vio la luz el primer bebé nacido de un embrión congelado.

Los embriones se mantienen congelados en líquido de nitrógeno a temperaturas tan altas como 196° C. Se estima que pueden mantenerse en este estado por un tiempo indefinido. Sin embargo, no todos los embriones sobreviven al descongelamiento; se estima que 70% lo logrará.[19]

Asimismo, no se ha observado un aumento en las complicaciones que se pueden presentar ya sea durante el embarazo o en el parto, o en defectos en el bebé con el uso de embriones congelados.[20]

Algunos médicos prefieren la criopreservación (o técnica de congelamiento) porque creen que los embriones que sobreviven el descongelamiento son los más fuertes y, por tanto, los más capaces de producir un bebé con vida.

Muchas veces no se presentan problemas. El propósito de la pareja es uno solo: tener un bebé y formar su familia, y los embriones congelados son un adelanto de la ciencia que puede ayudar en sus tratamientos.

En México no contamos con una legislación sobre embriones congelados. No obstante, se considera que desde el momento en que un individuo es concebido, entra bajo la protección de la ley y se le tiene por nacido.[21]

En Estados Unidos hay diferencias entre un estado y otro. Por ejemplo, en Louisiana al embrión se le considera una persona y no puede destruirse. En Illinois, a una mujer que tenga un embrión congelado se le considera embarazada desde el punto de vista legal. En Alemania, en 1990, la ley prohibió la congelación y donación de embriones. En España, la legislación de 1988 permite dicha congelación con un límite de cinco años.[22]

Un punto crucial en este campo es que los problemas primordiales relacionados con la criopreservación de embriones se derivan de las implicaciones éticas y legales de dicha técnica, y no de las tecnológicas.

Donación de óvulos

Algunas mujeres no tienen óvulos por diversas razones, como menopausia prematura u ovarios maltratados por alguna enfermedad, quimioterapia o radiación. Otras tienen miedo de transmitir genéticamente alguna discapacidad o padecimiento. Estas mujeres cuentan con la opción de recibir óvulos de una congénere.

Si una mujer tiene un útero normal y su pareja no presenta problemas en su cuenta de esperma, es posible que obtenga uno o varios óvulos de otra mujer, para que se fertilicen y se transfieran a su útero. Por supuesto, tendrán que sincronizarse las menstruaciones de ambas. En ocasiones, por ejemplo, es la hermana la que experimenta la fase de estimulación, al inyectarse los medicamentos para producir varios óvulos, los cuales son aspirados y fertilizados con el esperma del cuñado. Los embriones que resulten se transfieren a la hermana infértil.[23]

Esta técnica también ha causado polémica, debates y cuestionamientos sobre los aspectos éticos y legales. Un caso fue el de Australia, donde el gobierno prohibió el uso de óvulos donados, pero no de esperma. Al enfrentar las protestas del público, pocos días después levantaron la prohibición.

Los miembros de la pareja infértil son los padres legales del hijo o hija y la donadora no tiene derecho de reclamarlo(a). Tampoco el hijo o hija puede reclamar a la donadora.[24]

El índice de éxito obtenido con este método es mayor que el de cualquier tratamiento: de 30 a 40%. El primer bebé nacido de una donación de óvulos llegó a este mundo en 1984. Lo ideal es que la donadora tenga entre 25 y 35 años de edad y haya procreado hijos propios. Se exige que haya terminado de formar su propia familia y que su relación sea estable. En Australia, por ejemplo, es requisito que la donadora, su cónyuge y la pareja infértil reciban apoyo emocional durante todo el proceso.[25]

La donación de óvulos se ha convertido también en un gran negocio. Las clínicas estadounidenses de infertilidad pagan cerca de dos mil dólares por uno solo.

Aun así, muchas mujeres no están dispuestas, ni siquiera por ese precio, a vivir la turbulencia emocional causada por las hormonas y la estimulación ovárica que implica el procedimiento descrito.

Donación de esperma

Los bancos de esperma resultan útiles de modo particular para hombres con baja cantidad de espermas y también para los que siguen tratamientos de quimioterapia o radiaciones, que de esta forma "guardan" su muestra para no perder la oportunidad de tener un hijo. Cuando un hombre enfrenta problemas con su conteo de espermas, puede recurrir al banco de esperma en busca de una donación. En algunos casos se combina el esperma del donador con el del cónyuge y la mujer decide cuántos óvulos serán fertilizados con el esperma de cada uno.

La congelación del esperma no es tan complicada, razón por la que los bancos de esperma se iniciaron antes de desarrollarse la FIV y las demás técnicas de reproducción asistida. Así como ahora pueden congelarse los embriones y el esperma, se espera que muy pronto suceda lo mismo con los óvulos para también tener bancos de éstos. Muchas parejas deciden no comentar con nadie que usaron una de estas técnicas, porque se ha visto que los procedimientos en los que uno de los padres es el biológico y el otro es el donador son los que la sociedad percibe de manera más negativa.[26]

Inseminación artificial

Si bien la inseminación artificial no es una técnica nueva, sigue en uso. En este procedimiento se introduce esperma dentro de la vagina o del útero de una manera artificial y no por relaciones sexuales.

Hay tres tipos de inseminación artificial:

1. Inseminación con el semen del cónyuge.
2. Inseminación con el semen de un donador.
3. Inseminación con semen que ha sido "lavado", ya sea del cónyuge o de un donador.

En la mayoría de los tratamientos de infertilidad, la inseminación artificial no está indicada. Se aplica cuando la cuenta de espermas es baja, o demasiado alta, y cuando hay poca movilidad de los mismos; también en casos de impotencia y de eyaculación precoz.

Una de sus grandes ventajas es que no es dolorosa y que sus posibles complicaciones son mínimas.

La historia de la inseminación artificial es interesante. Su descubridor fue el doctor Lazzaro Spallanzani, italiano (1729-1799), quien en una carta expresó lo siguiente:

> La técnica es muy sencilla. Sólo es cuestión de inyectar el esperma en la vagina. Contrariamente a lo que piensa la mayoría de la gente, no se deben tener cuidados especiales con la luz, el aire o el calor... He oído de un grupo de mujeres lesbianas... que se inseminaban ellas mismas usando un instrumento de cocina que es una jeringa para inyectar el pavo. Así es, de los que tienes en tu cocina. Me pareció una gran idea. De modo que decidí usarlo...

Las primeras críticas a la inseminación artificial sostenían que era un pecado. Al respecto, en 1883 un juez francés señaló: "Es importante para la dignidad del matrimonio que estos procedimientos no se transfieran del campo científico al de la práctica". Con el tiempo, las personas aceptaron que, al estar involucrado un médico, sobre todo uno especializado en infertilidad, se podría cambiar el aspecto pecaminoso de este procedimiento.[27]

Con los altos costos de la medicina moderna, muchas parejas usan ahora la inseminación artificial como se hiciera en un principio.[28]

Se llegó a insistir en que la mujer que fuera inseminada tuviera un coeficiente intelectual de 120 o más. Otros pedían las huellas dactilares para comprobar que la pareja estuviera casada.[29]

Las parejas infértiles que deseaban someterse al procedimiento debían pasar por muchas pruebas y obstáculos. Veamos este ejemplo:

> Una pareja joven con apellido italiano fue remitida a nuestro consultorio... Aparentemente sabían que no practicábamos inseminación artificial en personas católicas... Durante la entrevista nos dijeron que su religión era otra.
>
> Al darse cuenta de que sospechábamos, la esposa nos dijo: "¡Ay, doctor!, usted sabe que somos católicos. ¿Qué tiene que ver eso?". Después de una larga discusión, pudimos convencerlos de que su mejor opción era la adopción...[30]

En el ejemplo los médicos asumieron "funciones sacerdotales". En ocasiones, los aspectos morales se debaten en términos clínicos y las decisiones éticas como juicios médicos.[31]

La primera inseminación artificial en humanos de la que se tiene noticia, fue realizada en 1768 por los propios pacientes, aconsejados por su médico. Hoy día, cerca de 170 mil mujeres son inseminadas de modo artificial tan sólo en Estados Unidos.[32]

Así como los anticonceptivos permitieron que se sostuviera sexo sin procreación, la inseminación artificial permitió la procreación sin sexo. Por ello, su práctica se ha considerado una técnica médica, aunque los razonamientos que llevaron a tal situación son muy oscuros. Las razones por las que un médico debe realizar este procedimiento no son médicas; de hecho, no tienen que ver con la medicina.

Muchas mujeres que han sido inseminadas por médicos pudieron haberlo hecho ellas mismas, de una forma igualmente segura y efectiva, y con una pérdida de control y un costo económico menores.

Algunas parejas les comunican a sus hijos que fueron concebidos por inseminación artificial, en tanto que otras nunca lo hacen. En ciertos casos, cuando la inseminación se efectuó con el semen de un donador, el hijo ha intentado investigar quién fue éste. En otro caso, la pareja estaba en trámites de divorcio y la esposa amenazó al marido con que si intentaba quitarle la custodia de su hijo, le informaría que él no era su padre biológico.[33]

Lo anterior ilustra el cúmulo de nuevos cuestionamientos y planteamientos de todo tipo generados por estos tratamientos.

Los puntos de vista social y económico

Después de casi veinte años del nacimiento del primer bebé con fertilización *in vitro*, el cual creó conciencia de la penetración de la ciencia en la reproducción humana, el papel de la tecnología reproductiva se mantiene como un tema de polémica y cuestionamientos constantes. La solución de un problema médico como la infertilidad se ha relacionado con la ética y ha recibido mayor énfasis en este aspecto que en cualquier otro. Se ha dicho, tal vez más en teoría que en la práctica, que las decisiones deben tomarlas los participantes, es decir, los pacientes.[34]

Nunca, ninguna otra área de la medicina había estado bajo tanta inspección.

Una de las grandes polémicas desatadas con la tecnología reproductiva es acerca del concepto de "familia" que, de acuerdo con algunos profesionales, siempre debe incluir el matrimonio y los lazos consanguíneos. Con las nuevas técnicas, estar casado no es esencial y los lazos consanguíneos son muy diversos y a veces ambiguos. Al respecto John Edwards[35] afirma:

> Éstos son conceptos muy limitados que nos impiden ver la grande y rica variedad de relaciones humanas. Sin embargo, podemos empezar a hablar de "relaciones cercanas".

La nueva tecnología reproductiva resuelve muchos problemas, pero también crea otros. Pese al disgusto externado por muchos médicos cuando se les menciona el tema, lo cierto es que la infertilidad se ha convertido en un gran negocio. Se estima que en Estados Unidos es una industria de dos mil millones de dólares al año, lo que incluye el costo de los medicamentos, el trabajo de laboratorio, pruebas, cirugía, procedimientos de FIV y otros tratamientos de alta tecnología.[36]

En Estados Unidos, cada procedimiento o ciclo de FIV, con sus correspondientes medicamentos, cuesta entre 6200 y 10 mil dólares. El costo aproximado de los medicamentos que deben administrarse en cada ciclo es de dos mil dólares.[37]

En México, en una clínica privada el costo de cada ciclo de FIV es de 3800 a cinco mil dólares aproximadamente. La cifra exacta depende de la dosis de medicamentos que necesite cada persona.

A pesar de que los tratamientos de infertilidad están en auge, aún quedan aspectos muy delicados que la pareja y la sociedad en general han de contemplar. Los pacientes deben decidir hasta dónde y hasta cuándo quieren que la ciencia intervenga. Además, nada puede prepararlos para enfrentar los efectos físicos y emocionales de la FIV y de las otras técnicas de reproducción asistida.

El punto de vista feminista

En algunos grupos feministas ha surgido un cuestionamiento fundamental sobre la nueva tecnología reproductiva. A lo largo de la historia, las mujeres han forjado su identidad y su conducta social con base en su capacidad reproductiva.

Dado que la reproducción causa un efecto social y las prácticas reproductivas tienen un profundo impacto, tanto real como simbólico, en la comunidad, la libertad de procreación no debe tomarse como algo abstracto. Por ejemplo, desde el punto de vista feminista se cuestiona: ¿a qué precio se debe lograr la paternidad? ¿A costa de qué?[38] Como ya vimos, se puede crear un ser humano que tenga tres madres: la genética, la que lleve el embarazo y la social. En esta situación, ¿quién es la verdadera madre?

Ya que –lo dijimos antes– los tratamientos de infertilidad son un gran negocio, muchas feministas temen que el desarrollo de la tecnología reproductiva esté motivado por las ganancias económicas. Es fácil confundirse y permitir que el fin justifique los medios, que querer lograr un bebé sea lo único importante y las decisiones se tomen sólo con base en eso.

¿Cómo dar respuesta a estas dudas? El deseo de tener un hijo es muy fuerte. Sin embargo, como sociedad se debe enfrentar tales cuestionamientos y tomar en cuenta en todo momento que los tratamientos están diseñados para efectuarse en el cuerpo de la mujer, aunque el problema lo presente el hombre. Por consiguiente, es fundamental cuidar la salud física y emocional de la mujer, tomar en cuenta sus principios y sus creencias, y escuchar cuando diga que ya no puede más, que ha llegado el momento de descansar de la presión que crean los tratamientos, así como de parar definitivamente y buscar otras opciones.

¿Qué se debe hacer con los embriones?

Si bien la mayoría de los países europeos ha establecido comités y recibido recomendaciones al respecto, en realidad no se ha avanzado gran cosa en la promulgación de una legislación relativa a la investigación sobre embriones.

> La gente se despreocupa de sus embriones congelados y no responde a pesar de las cartas y llamadas, ya no sé qué hacer con ellos, si tirarlos, donarlos o qué. ¿Qué pasaría con todo esto si me muero mañana? Urge una legislación para hacer transparente lo que con facilidad puede dejar de serlo.[39]

Resulta indispensable que en todas las clínicas de infertilidad las parejas establezcan por escrito el destino de los embriones congelados en caso de muerte, divorcio o enfermedad. Tal necesidad se evidenció a raíz de un caso sucedido en Estados Unidos: una pareja que había congelado siete embriones se divorció y sus miembros se demandaron mutuamente porque cada uno quería que se hiciera algo diferente con ellos.[40]

Se requiere otorgar derechos a los embriones para evitar su uso indiscriminado y sin una norma ética.[41] Una de las preguntas esenciales acerca de su manejo es: ¿cuándo entra el alma al cuerpo? Los médicos deben enfrentarse a sus propios sentimientos y reconocer qué es aceptable para ellos en el sentido moral. También deben respetar qué lo es para la pareja infértil.

Con miras a que los profesionales tengan un parámetro o una guía, en 1987 se formó el Comité de Ética de la Asociación

Americana de Fertilidad, compuesto por médicos, abogados, teólogos y biólogos, quienes plantean: "Es prudente no usar los embriones humanos para investigación después del decimocuarto día de la fertilización".

Es posible congelar los embriones por mucho tiempo, aunque no es lo más recomendable. Han ocurrido casos tan polémicos como aquel en el que, muerto el cónyuge, la esposa quiere que le implanten los embriones, o aquel en el que, después de divorciarse, un miembro de la pareja quiere que se destruyan los embriones y el otro que se donen.

Estas desavenencias podrían evitarse si antes de iniciar los tratamientos se especificaran todos los detalles por escrito. Las grandes polémicas que se han presentado respecto de qué hacer con los embriones son la mejor prueba de que lo que para unos es aceptable, para otros puede ser lo más reprobable e inimaginable.

La presión y el desgaste emocional que provocan los tratamientos de infertilidad

En años recientes se han logrado avances significativos en los tratamientos de infertilidad, incluidas la microcirugía y la FIV, entre otros. Aunque estos avances han despertado esperanzas en las parejas infértiles, irónicamente también son fuente de una profunda ansiedad y desgaste emocional.[42]

Los tratamientos implican experiencias tan estresantes para la pareja como las siguientes: entrevistas detalladas sobre su actividad sexual; exámenes médicos después del acto sexual; llevar un control de la temperatura de la mujer cada mañana al despertar; sexo programado; inyecciones diarias; numerosas pruebas de laboratorio (muestras de sangre); cirugías diagnósticas y reconstructivas, y recolección de muestras de semen obtenidas por masturbación.

Estos procedimientos provocan en la pareja sentimientos ambivalentes de amenaza, vergüenza y ansiedad, así como disfunciones sexuales, cambios importantes en su vida diaria e interrupciones de la misma.

Otro elemento que despierta sentimientos encontrados con respecto a estos tratamientos es que las expectativas y las esperanzas pueden mantenerse por tiempo ilimitado, lo cual implica frustración y dolor al final de cada mes.

La continua esperanza hace de la infertilidad una situación sin fin (y, como ya vimos, una montaña rusa emocional) que la hace más difícil de enfrentar. Además, por si fuera poco, algunos de estos tratamientos causan una preocupación adicional: los dilemas y cuestionamientos morales y los sentimientos de culpa.

Por todo lo anterior, los programas de infertilidad más completos incluyen preparación y apoyo psicológicos para vivir los tratamientos. Al mismo tiempo, se procura sensibilizar y dar información al equipo médico y las enfermeras que participan en ellos, para que comprendan el proceso que los pacientes experimentan. Sin embargo, se dispone de relativamente pocos datos sobre los efectos psicológicos que sufren.

Es interesante observar cómo, en su mayoría, las parejas no le prestan mayor importancia a los riesgos de los tratamientos de infertilidad, tal vez a modo de mecanismo de defensa que les ayuda a adoptar una actitud positiva para poder mantener su decisión de tener hijos y seguir con los tratamientos[43].

Al pasar los años y ver hacia atrás, muchas parejas se asombran de lo que soportaron y de cómo sobrevivieron esa invasión tan tremenda en sus vidas. Muchos simplemente no pueden creer los momentos tan intensos y las desilusiones tan dolorosas que lograron enfrentar. Les resulta satisfactorio darse cuenta de que son más fuertes de lo que imaginaban.

Otro factor que aumenta los niveles de ansiedad lo constituyen las innumerables visitas para pruebas de laboratorio. En cada ciclo deben revisarse los niveles hormonales. Una mujer comentaba que, como entraba a trabajar a las siete de la mañana, tenía que estar a las seis y cuarto para su prueba: "Creo que veo al doctor más que a mi esposo".

En efecto, la situación es más difícil para la mujer, ya que debe dedicarle más tiempo al tratamiento que el hombre, aunque el problema sea de él.

Algunas relegan su trabajo y su desarrollo profesional a un segundo lugar con tal de lograr un embarazo. Otras aseguran que su vida ha sido interrumpida por completo y que se sienten "fuera de control".

> Mi vida no es más que angustia y estrés. No sé cuánto voy a aguantar. Mi mamá me dijo: "Debes intentar todo lo posible (en tratamientos). ¿Qué puedes perder?". No entiende el desgaste emocional y los esfuerzos que esto exige de mí.[44]

> Cuando nos casamos sentimos que nuestra vida como pareja apenas iniciaba. Estábamos llenos de ilusión y emoción. Yo no sabía que nos embarcaríamos en una larga y dolorosa experiencia con seis embarazos no logrados, dos intentos de adopción y quince años en total de lucha y sufrimiento.[45]

> Muchas parejas que abandonan los tratamientos no lo hacen porque ya no haya más opciones, sino porque sus niveles de ansiedad son demasiado altos. En ocasiones los hombres fueron menos tolerantes para continuar y mostraron su deseo de terminar los procedimientos antes que sus mujeres.[46]

En otro estudio se encontró lo mismo, además de un factor adicional: el económico, que es otra razón importante para abandonar los tratamientos.[47]

Después del tercer año de tratamiento, la pareja entra en la etapa emocional más difícil. Se observan síntomas claramente depresivos: tensión en las relaciones interpersonales, ideas paranoides, incremento ocasional de conductas obsesivo-compulsivas, hostilidad y ansiedad, así como un mal ajuste sexual y marital.[48, 49]

También se ha registrado que la mujer experimenta mayor ansiedad, síntomas depresivos y, en general, menor satisfacción en su vida que el hombre. Lo anterior puede deberse a que la mayoría de los tratamientos y pruebas recae en ella o a que en el aspecto cultural se le ha concedido "más permiso" de expresar sus emociones.[50, 51]

Todos los factores analizados deben ser tomados en cuenta con cuidado para que los médicos entiendan que la infertilidad no puede ser tratada como cualquier otra enfermedad o procedimiento, ya que involucra la esencia de la masculinidad y la feminidad.

> Lo más importante es siempre lo que conviene al paciente como persona total. La atención a sus necesidades emocionales, sentimentales y espirituales es lo que para todos habrá de tener prioridad. Éstos son los aspectos que importa que el paciente conozca y tome en cuenta al decidir si se hace o no sujeto de aplicación de estas técnicas; y éstos son los aspectos que interesa que el especialista en técnicas de fertilización asistida tome en cuenta en el manejo de sus pacientes.[52]

Notas

[1] Poynter, 1968, citado por Wikler, Daniel y Norma J. Wikler, "Turkey Baster Babies: The Demecalization of Artificial Insemination", *The Milbank Quarterly*, vol. 69, núm. 1, 1991.

[2] Macer, Darryl R. J., "Perception of Risk and Benefits of *In Vitro* Fertilization, Genetic Engineering and Biothecnology", *Social Science and Medicine*, vol. 38, núm. 1, 1994, pp. 23-33.

[3] Domar, Alice, Ph. D., *Conquering Infertility*, Penguin Books, 2004.

[4] Franklin, Robert y Dorothy K. Brockman, *In Persuit of Fertility*, Henry Holt, Nueva York, 1995.

[5] Wood, Carl y Robin Riley, *IVF:* In Vitro *Fertilization*, Hill of Content, Melbourne, 1992.

[6] Wisot, Arthur y David Meldrum, *Conceptions and Misconceptions*, Hartley and Mark, Vancouver, 2004.

[7] Chen, Serena, "Multiple Births: Risks and Rewards", *Family Building*, vol. II, núm. 3, 2003.

[8] *Ibídem.*

[9] Overall, Christine, "Selective Termination of Pregnancy and Women's Reproductive Autonomy", *Hastings Center Report*, mayo de 1990, pp. 5-11.

[10] Caminiti, Susan, "The Ordeal of Infertility", *Fortune*, 8 de agosto de 1994, p. 98.

[11] Franklin y Brockman, *op. cit.*

[12] Caminiti, *op. cit.*

[13] Franklin y Brockman, *op. cit.*

[14] *Ibídem.*

[15] *Ibídem.*

[16] Baldwin, Vicki, "Infertility in the New Millennium", *Family Building*, vol. II, núm. 2, 2003.

[17] Ginsburg, Frances, "A Physician's Perspective", *Family Build-ing*, vol. III, núm. 3, primavera de 2004.

[18] Franklin y Brockman, *op. cit*, p. 245.

[19] Franklin y Brockman, *op. cit.*

[20] Wisot y Meldrum, *op. cit.*

[21] Isaías López, Manuel, "Dilemas éticos en la fecundación asistida. Argumentación psicológica", *Reproducción Humana*, vol. 13, núm. 1, 1999, pp. 67-76.

[22] *Ibídem.*

[23] Surrey, E., "Treatment for women over 35", *Family Building*, vol. II, núm. 2, invierno de 2003.

[24] Wood y Riley, *op. cit.*

[25] *Ibídem.*

[26] Halman, Jill L., Antonia Abbey y M. Frank Andrews, "Atti-tudes About Infertility Interventions Among Fertile and Infertile Couples", *American Journal of Public Health*, vol. 8, núm. 2, febrero de 1992, pp. 191-194.

[27] Wikler y Wikler, *op. cit.*

[28] *Ibídem.*

[29] *Ibídem.*

[30] Finegold, 1964; citado por Wikler y Wikler, *op. cit.*

[31] *Ibídem.*

[32] Edwards, John, "New Conceptions: Biosocial Innovations and The Family", *Journal of Marriage and The Family*, núm. 53, mayo de 1991, pp. 349-360.

[33] Sverne, Tor, "Biotechnological Developments and the Law", *ISSJ*, núm. 126, 1990, pp. 465-473.

[34] Sullivan, Lucy, "In the Path of Daedalus: Middleclass Australians' Attitudes to Embryo Research", *BJS*, vol. 44, núm. 2, junio de 1993.

[35] Edwards, *op. cit*, p. 356.

[36] Mergenhagen de Will, Paula, "In Pursuit of Pregnancy", *American Demographics*, mayo de 1993, pp. 48-54.

[37] Caminiti, *op. cit.*

[38] Lauritzen, Paul, "What Price Parenthood?", *Hastings Center Report*, marzo-abril de 1990, pp. 38-46.

[39] Doctor Alfonso Gutiérrez Najar, citado por Cherem, Silvia, "Transferencia de embriones: urge legislarla", *Reforma*, mayo de 1995, p. 10.

[40] Robertson, J., "Resolving Disputes over Frozen Embryos", *Hastings Center Report*, noviembre-diciembre de 1989, pp. 7-12.

[41] Poplawski, Nicola y Gillett Grant, "Ethics and Embryos", *Journal of Medical Ethics*, núm. 17, 1991, pp. 62-69.

[42] Shiloh, Shoshana, Simona Larom y Zion Ben-Rafael, "The Meaning of Treatments for Structure", *Journal of Applied Social Psychology*, vol. 21, núm. 10, 1991, pp. 855-874.

[43] *Ibídem*, p. 863.

[44] Blenner, Janet L., "Stress and Mediators: Patients Perceptions of Infertility Treatment", *Nursing Research*, marzo-abril de 1992, p. 92.

[45] Griswold, Roxanne, "Free as the Butterfly", *Family Building*, vol. II, núm. 3, 2003, p. 40.

[46] Blenner, *op. cit*, p. 92.

[47] Baluch, Bahman, Ian Craft y Talha Al-Shawaf, "What is Stressful about *In Vitro* Fertilization", *Psychological Report*, núm. 71, 1992b.

[48] Berg, Barbara J., John F. Wilson y Paul Weingarther, "Psychological Sequel of Infertility Treatment; The Role of Gender and Sex-Role Identifications", *Science and Social Me-dicine*, vol. 33, núm. 9, 1991, pp. 1071-1079.

[49] Domar, Alice, Ph. D., "Infertility and Stress", *Family Building*, vol. II, núm. 4, 2003.

[50] Link, W. Paula y A. Carol Darling, "Couples Undergoing Treatment for Infertility: Dimensions of Life Satisfaction", *Journal of Sex and Marital Therapy*, vol. 12, núm. 1, primavera de 1986, pp. 46-59.

[51] Domar, 2003, *op. cit.*

[52] Isaías López, *op. cit*, p. 74.

capítulo 4

Proceso emocional ante un problema de infertilidad

La sociedad ha elaborado rituales para consolar a los afligidos ante la muerte. Aquí no hay funeral, ni despertar, ni una tumba en donde poner flores. Los familiares y amigos tal vez nunca lo sepan. Por lo regular la pareja infértil sufre sola.[1]

Hay muchos sentimientos relacionados con la infertilidad. Algunos, de tipo racional, contemplan las diversas investigaciones y tratamientos, así como las decisiones que deben tomarse con respecto a otras alternativas. Otros son más irracionales y en parte se basan en mitos, supersticiones y pensamientos mágicos infantiles:

> No puedo tener hijos, soy infértil. Mi infertilidad es un golpe a mi autoestima, una violación a mi vida privada; un asalto a mi sexualidad, un examen final a mi habilidad para lidiar, una afrenta a mi sentido de justicia, un recuerdo doloroso de que nada se puede dar por garantizado. Mi infertilidad es una ruptura de la continuidad de la vida. Es, sobre todo, una herida: a mi cuerpo, a mi psique, a mi alma. El dolor es intenso.[2]

Si se pregunta a cualquiera que sufra un problema de infertilidad en qué consiste éste, es probable que conteste lo mismo:

"Es algo que nunca había vivido". La infertilidad, poderosa y en ocasiones destructiva, deja salir emociones que la persona tal vez desconocía.

En su libro *Surviving Infertility* (Sobreviviendo a la infertilidad),[3] Linda P. Salzer la describe como una montaña rusa emocional, término que es muy común entre las personas con este problema porque cada mes y, a veces, en un solo momento: "Te lleva desde lo más alto de la esperanza hasta lo más profundo de la desilusión. La analogía con una montaña rusa es muy adecuada, excepto que comúnmente parece no haber final".

Casi todos los seres humanos hemos experimentado algún tipo de pérdida en la vida: la muerte o la separación de un ser querido, la pérdida del empleo y muchas otras.

Sin embargo, el caso de la infertilidad es diferente; se trata de una pérdida intangible que impacta y afecta en gran medida a la persona, sin que ésta esté preparada para esa tremenda situación.

Desde la niñez el hijo o hija le informa a sus padres cuántos hijos quiere tener, incluyendo el número de hombres y de mujeres. Lo ha pensado con cuidado y es algo de gran importancia para él o ella.

Durante el crecimiento de los menores se aprecia que los adultos desempeñan papeles relevantes en su vida y que el primer comportamiento que se comprende es el de la paternidad y la maternidad.

Ya al llegar a la adolescencia, otros aspectos empiezan a ser más significativos que el hecho de ser padres. Sin embargo, esto de ninguna manera quiere decir que el deseo de concebir desaparezca; tan sólo se pospone.

Emociones que se viven ante un problema de infertilidad

El impacto psicosocial de la pérdida que se vive al no poder tener hijos y la tecnología reproductiva cada día se estudian y se comprenden mejor.

A continuación se explican las emociones más frecuentes surgidas ante un problema de infertilidad y que no necesariamente se presentan en este orden; también pueden ocurrir varias al mismo tiempo.[4, 5, 6, 7, 8]

Sorpresa

Por lo general, las parejas infértiles no habían sufrido problemas de salud graves durante su vida y su contacto con médicos era un tanto escaso. De pronto las sacude la noticia de que algo en sus cuerpos está "mal".

Entonces, muchas se sienten impotentes, pues, si bien antes les costó decidir si procreaban, ahora saben que no podrán concebir sin ayuda médica.

Negación

Como el organismo humano no tolera mucho tiempo el estado de sorpresa, de él se prosigue a la etapa de negación: "Esto no puede sucederme a mí".

La negación cumple un propósito: permite que la mente y el cuerpo se ajusten a los acontecimientos que de otra manera serían aplastantes. Constituye un mecanismo de defensa que protege a la persona frente a acontecimientos que resultan insostenibles.

Soledad

Si la persona decide hablar sobre el tema, se expone a una serie de consejos gratuitos, como: "Relájate", "Tomen una segunda luna de miel" o "Cuelga un vestido de maternidad en tu clóset". Los amigos bien intencionados siempre sacan a la luz el nombre de un buen médico al que recomiendan, así como historias de niños que se concibieron en forma milagrosa cuando ya no había esperanza.

Por regla general, se presupone que el problema de infertilidad es de la mujer aunque, como ya vimos, en un alto porcentaje de los casos no es así. Por otra parte, debido a que las parejas infértiles no exponen sus problemas a otros, se suscitan consecuencias desafortunadas: los familiares y amigos pueden suponer que la pareja está empleando algún método anticonceptivo o que no ha decidido concebir aún. La presión y exigencia de los seres cercanos y la sociedad por formar una familia pueden hostigar a la pareja. Y si ésta no acude a otros en busca de apoyo, entonces, por necesidad, debe unirse más.

Ahora bien, es difícil que los miembros de la pareja coincidan, ya que quizá se encuentren en momentos emocionales distintos, es decir, tal vez alguno esté más motivado que el otro para recurrir a tratamientos y otras alternativas. Pero hay una diferencia todavía más importante: uno es hombre y la otra, mujer. ¿Cómo puede ella describir las molestias de la menstruación a alguien que no las ha sentido? ¿Cómo puede él comunicar sus sentimientos acerca del "sexo programado" a quien no tiene una erección o tal vez no disfrute de un orgasmo durante la relación sexual?

Una forma de soledad es aquella en la que la pareja se sume cuando, para protegerse, elude reuniones sociales y otros compromisos donde podrían ser lastimados. La pareja infértil es más sensible en presencia de mujeres embarazadas o en ocasión de nacimientos y bautizos.

Y, sin embargo, por lo general obedecen las normas sociales y asisten a estos acontecimientos, cargan al bebé, compran regalos y envían felicitaciones. Estas situaciones son especialmente dolorosas.

La soledad puede ser sana o patológica, según cuándo y por qué se aísla la pareja. Si se hace de ella un retiro hasta que la persona se reconozca mejor preparada para lidiar con la situación, este sentimiento es sano.

Ira

Cuando la pareja empieza con las investigaciones y tratamientos para intentar resolver su problema, renuncia en gran medida al control que ejerce sobre su cuerpo y su destino. Aunque ambos sostengan una buena relación con los médicos, es muy probable que se sientan desamparados e impotentes. Tarde o temprano, como respuesta a estas situaciones desagradables, los invade el coraje.

> Ya no queda nada en mí que no hayan explorado, sometido a pruebas o molestado. Antes, tener relaciones sexuales era algo hermoso y privado, ahora es terriblemente público y se ha degradado. Le llevo el control al médico como una niña que apunta sus calificaciones. "Dígame: ¿Pasé? ¿Ovulé? ¿Tuve relaciones en los momentos correctos?"

> Nunca me había enfrentado a un obstáculo que no pudiera vencer. Bien fuera estudiar más o trabajar más duro, siempre podía hacer algo para mejorar... Pero no puedo hacer nada para que mi esperma tenga mayor movilidad y cantidad. ¡Nada![9]

La ira se manifiesta con una pregunta lacerante: "¿Por qué yo? ¡Cuando hay tanta gente que sí puede y no debería tener hijos!". Este sentimiento es muy palpable cuando la pareja realiza todos los esfuerzos posibles para concebir, pero el embarazo no sucede. La persona infértil puede ser afectada en un nivel profundo ante la presencia de una familia numerosa, y la ira manifestarse de un modo fuera de proporción con la razón original del mismo.

A menudo los sentimientos irracionales son el antifaz o la máscara de una intensa ira que la persona teme expresar en forma directa. Acaso el coraje más perjudicial sea el que se descarga hacia la pareja o hacia uno mismo y que, si no se reconoce o manifiesta, se reprime. Pero estas emociones tan poderosas *no desaparecen* limitándose a ignorarlas. Quedarán latentes y es muy probable que más adelante ocasionen problemas. Sólo es cuestión de tiempo.

Así también, las decisiones que para otras parejas son bastante sencillas, para las parejas infértiles representan un dilema: ¿deben vivir en un departamento o comprar una casa? ¿Deben aceptar una oferta nueva de trabajo, aunque eso implique mudarse a otra ciudad y dejar a su médico especialista en infertilidad? Si alguno de los dos tiene que hacer un viaje, ¿deberá hacerlo si cae en los días fértiles? Las decisiones sobre continuar sus planes de educación o efectuar cambios en su carrera profesional son difíciles, en particular para la mujer, que no sabe cuándo deberá tomar un tiempo... si logra embarazarse.

Todos los aspectos de la vida se complican con la infertilidad y el resultado es predecible: *ira*.

Cuando finalmente tuvimos que reconocer que nunca podríamos tener hijos estaba muy enojada... aunque ya no tenía energías para hacer nada más, estaba agotada, de todas formas me sentía muy mal. Se supone que no debía ser así.[10]

Culpa

La culpa es un sentimiento muy complejo que puede vivirse como una transgresión a una norma o, también, como un sentimiento difuso que la persona no sabe por qué lo está experimentando. Es diferente de la vergüenza, provocada por una transgresión conocida por otros.

Si analizamos nuestras vivencias, todos podemos encontrar algo que nos haga sentir culpables. Por ello, algunas parejas deciden que no han sido bendecidas con el embarazo porque tal vez no se lo merecen.[11]

Es importante reconocer que los sentimientos de culpa son una respuesta normal a la infertilidad. Aunque a veces no se exprese una culpa profunda, sí se recurre al autorreproche: "Sé que hace diez años no estábamos listos para formar una familia, pero a veces deseo haberlo hecho".

Cada miembro de la pareja puede experimentar culpa de una forma distinta, en especial cuando se detecta que la causa de la infertilidad es de uno de ellos (80% de los casos), quien se siente responsable por negarle al otro la posibilidad de tener hijos. Algunos investigadores señalan que, en la mayoría de los casos, la mujer es quien asume esta responsabilidad, aunque en realidad le corresponda al hombre.

Negociación

En la negociación, la persona, ya desesperada, intenta establecer un acuerdo, muchas veces con Dios. Es un intento de ejercer control sobre una situación que se percibe incontrolable. Por desgracia, cuanto mayor sea el número de negociaciones, mayor será la sensación de pérdida de control.

Depresión

Después de dos o tres años de lucha para intentar concebir se pueden observar diversos síntomas de depresión. La infertilidad causa un impacto emocional tan poderoso y profundo como lo pueden tener enfermedades graves.[12]

Muchas personas se sorprenden de la fuerza de este sentimiento y se asustan por el grado de ansiedad y depresión que llegan a experimentar. A menudo las avasallan los pensamientos y temores relacionados con la muerte, ya que se está frente a frente con la propia mortalidad.

Algunos sienten que están envejeciendo y, para continuar su vida, dependen de la importancia que le den al paso de las generaciones, así como de la gran necesidad de crear una extensión de ellas mismas.

La depresión media o no profunda se caracteriza por sentimientos de tristeza y desesperación que pueden manifestarse con pérdida de espontaneidad, malestar, ganas de llorar, desinterés en las actividades cotidianas, fatiga constante y pensamientos pesimistas. Es necesario dedicar un mayor esfuerzo para lograr las cosas y nada parece más placentero que el pasado. La persona con depresión media puede "manejar las apariencias" en el trabajo o en las situaciones sociales, pero mostrar cambios en su conducta notorios para sus amistades cercanas.

Si se desarrolla una depresión más severa, es posible que se generen malestares físicos, así como una sensación de desesperación. Algunos manifiestan funciones corporales (procesos de pensamiento, lenguaje y funcionamiento motriz) lentas; otros despliegan excesiva agitación y ansiedad.

Los síntomas comunes incluyen insomnio (o levantarse demasiado temprano), pérdida de peso y padecimientos físicos como trastornos gastrointestinales o dolores y molestias en general.

Uno de los principales componentes de la respuesta emocional a la infertilidad es que se vive una profunda sensación de pérdida, uno de los elementos más importantes para explicar la depresión.

En el caso de la infertilidad se trata de varias pérdidas, complejas y muchas veces simultáneas:

- Por supuesto, la primera es el hecho de no poder tener un hijo biológico. La pérdida de la posibilidad de lograr un embarazo, de alimentar al bebé, es decir, amamantarlo, lo que para muchas mujeres es el momento más especial de su vida. Algunas lamentan no poder vivir el embarazo y lo consideran como una experiencia biológica y social esencial.
- La pérdida de una continuidad genética, cuando la pareja comprende que no podrá continuar sus linajes familiares. Los miembros sufren una intensa tristeza por no poder compartir sus vidas con ese hijo o hija tan deseados.
- La pérdida de la maternidad y la paternidad en sí mismas, que muchos individuos, y la sociedad en general, contemplan como el inicio de la adultez y la madurez, como la línea que marca el paso a la siguiente etapa: la vida familiar. Las parejas infértiles se sienten diferentes de sus compañeros que ya se han iniciado en dicha etapa.

- Las pérdidas en las relaciones: el miedo de perder a la pareja por no cumplir con la condición esperada, o bien, de perder la cercanía entre sus miembros, ya que cada uno enfrenta el dolor de manera diferente; la falta de comprensión de las necesidades de la pareja, conforme experimentan la carga emocional y a la vez física de la infertilidad; la incapacidad de sentirse a gusto y sin presiones con amigos y familiares.
- La pérdida de un estatus y de la autoimagen. La sociedad deposita valores muy importantes en la paternidad y la maternidad, y las personas –sobre todo las mujeres– que no pueden tener hijos sufren un tremendo estigma.
- La pérdida de la espontaneidad en la sexualidad. La pareja siente una profunda violación de su vida privada, debido a las intervenciones y las pruebas que requieren los tratamientos médicos. El acto sexual se convierte en un trámite "programado" y "exigido", y en un suceso doloroso que le recuerda a la pareja su infertilidad.
- Una posible pérdida de la salud física debida al estrés, y a la frecuencia y severidad de los tratamientos médicos.
- La pérdida –como ya se mencionó– del control sobre sus vidas; mes a mes, junto con la decepción que acompaña a cada menstruación, la pareja siente con mayor fuerza que no puede controlar ni planear su vida. Conforme los meses se suceden sin obtener resultados positivos, las mujeres tienen mayor disposición para cambiar, en el último momento, planes de trabajo y de vacaciones, así como pedirles a sus parejas que hagan lo mismo. El hecho de perder otro mes se convierte en una elección intolerable.

- La pérdida de la seguridad económica es una de las más frecuentes, dado el costo de las consultas y de los procedimientos médicos, además del tiempo que necesitan ausentarse del trabajo o el abandono de éste para dedicarse a resolver su problema.
- La pérdida de seguridad con respecto a lo justa y predecible que debería ser la vida. Esto podría provocar el gran temor de que, si les está ocurriendo esta tragedia, podrían presentarse cosas peores.

Según resultados obtenidos en estudios recientes, cada una de estas pérdidas puede precipitar la depresión en un adulto. De ahí que resulte impresionante que el o la paciente infértil pueda experimentar todas estas pérdidas y no sólo una.

Identificar estas pérdidas y comprender su impacto emocional, además de aprovechar la experiencia como una oportunidad de crecimiento, serán los pasos más importantes que una persona pueda dar para salir adelante.[13]

La psicoterapia es de gran ayuda para la persona deprimida. A través de un proceso terapéutico se ofrece la oportunidad de que verbalice lo que está viviendo. Esto la ayuda a enfrentar y aceptar las pérdidas que ha tenido que sufrir; asimismo, representa un apoyo para hacer nuevas elecciones y, poco a poco, sentir la fuerza y la esperanza para continuar.

Dolor

Sentir dolor es algo significativo y necesario. Hay lamentación y luto por todas las pérdidas que se experimentan. Pero la tragedia de esta pérdida tal vez ni siquiera sea reconocida por la pareja ni por los amigos: en tan lamentable caso, la pérdida no es tangible como la de un objeto o una persona específica. Otros tal vez no comprendan la profundidad de este dolor. Las pérdidas que otros no reconocen o que son inimaginables para ellos, es decir, las "tragedias silenciosas", son más complicadas de integrar en el aspecto psicológico que las pérdidas evidentes y observables.

Barbara Menning[14] sugiere que es positivo hablar de la "pareja", pero cuando la infertilidad es confirmada y el problema lo tiene únicamente uno de sus miembros, esa persona se encuentra sola por un tiempo y se da cuenta de que sufre una pérdida personal; incluso llega a sentir que le está negando a su pareja la oportunidad de tener hijos biológicos. El o la infértil puede temer o fantasear que su cónyuge la(lo) abandone o, lo que es aun peor, que, de manera indirecta, se muestre hostil e implacable. A muchas parejas se les dificulta verbalizar esta preocupación.

Es importante que la persona infértil tenga oportunidad de expresar su dolor, su desilusión y su tristeza. Mostrar un amor o fidelidad totales, o anunciar: "De todas formas yo no quería hijos", puede lastimar a su compañero(a) y producir más culpa que si admite sus sentimientos con honestidad.

El curso normal del duelo

Es necesario que la pareja viva un proceso de duelo con respecto a la infertilidad. Difícilmente podrá "tapar" un dolor tan intenso y profundo, es mejor reconocerlo.

Según Robert Ingalls,[15] el proceso de la elaboración del duelo consta de tres etapas:

1. La primera es de *shock* e incredulidad. Esta actitud, además de la negación, permite que la pareja absorba la pérdida de manera gradual, lo cual los protegerá de sentirse por completo derrotados.
2. La segunda consiste en el sufrimiento, en experimentar los dolorosos sentimientos de tristeza y vacío. Suele acompañarse de llanto y síntomas físicos como falta de apetito, cansancio u otros. La pérdida y los sentimientos relacionados con ésta se viven una y otra vez, alternándose etapas activas y pasivas. Este trabajo de duelo avanza y acaba por pasar, lo que, al parecer, sucede más rápido en quienes se permiten sentirlo.
3. La tercera etapa es la de recuperación, cuando se observan en la pareja señales de haberse liberado del objeto perdido. Con nuevos intereses, intentan relacionarse como lo hacían antes de la pérdida; muestran una renovada habilidad para experimentar el placer, la diversión y la satisfacción. Quizás el duelo se presente en algún otro momento, cuando la pareja recuerde su pérdida, pero el sufrimiento ya no será tan agudo. Los sentimientos de tristeza pueden ser disparados por los aniversarios de la pérdida, la concepción de otras parejas, los nacimientos y, en general, cualquier recuerdo relacionado con bebés. Dos de los comentarios más comunes al entrar en la tercera etapa son: "Es momento de seguir adelante" y "Ya fue demasiado". Entonces se toma una decisión concerniente a la solución de la crisis y de la vida.

Por otra parte, el doctor Robert Franklin[16] habla de algunos ideales que pueden impedir la elaboración del duelo:

1. Los sueños se logran si se lucha duro por conseguirlos.
2. Compórtate bien y la vida te tratará bien.
3. El mundo es justo.

Lo que tales ideales nos comunican es que si luchamos por lo que deseamos y hacemos el bien, recibiremos una recompensa. Es posible que estos valores sean ciertos en algunas situaciones, pero, por desgracia, no ayudan a lidiar con la infertilidad. Casi todas las parejas sin hijos luchan con intensidad, hacen todo lo posible para tenerlos y, sin embargo, su sueño no se hace realidad. La justicia no prevalece.

Llegar a aceptar una situación de este tipo no significa que la persona piense que su infertilidad es justa, es sólo que ahora acepta la realidad y decide continuar adelante. Tampoco quiere decir que los sentimientos dolorosos no vuelvan; pueden resurgir, pero ya no serán el eje o el centro de su vida.

Los autores Jean y Michael Carter[17] señalan la necesidad de una redefinición de uno mismo; es decir, la persona necesita definirse otra vez después de haber vivido un problema de infertilidad, aprovechando para aprender y crecer a partir de esa experiencia. Mencionan dos estrategias que pueden ayudar a lograrlo:

- Recordar cómo era la vida antes de decidir iniciar una familia. ¿Qué hacía feliz a esa persona o a esa pareja? ¿Qué era importante para él o para ella? Por supuesto, no pueden negarse los años en que lucharon contra la infertilidad ni los cambios que esta vivencia provocó en ellos, pero sí pueden intentar recuperar la esencia de lo que eran antes.

- Buscar nuevas maneras de compensar las motivaciones que originalmente los hicieron buscar tener hijos. La persona infértil puede encontrar nuevos modos de crecer, construir, enseñar, desarrollar y ayudar, por ejemplo, en actividades relacionadas con niños. La humanidad necesita la aportación de mucha gente de este tipo.

Por desgracia, para las mujeres es más difícil encontrar una identidad y un sentido nuevo a su vida sin hijos. Algunas relacionan su feminidad con la capacidad de procrearlos y tenerlos y, si no es así, podrían pensar que su matrimonio no tiene sentido.

Es importante aclarar que la redefinición llegará de manera gradual. Después de tantos años, dejar de sentir ese dolor podría ser tan difícil como abandonar un mal hábito. En el momento en que se toma la decisión de vivir sin hijos o de adoptar uno, algo maravilloso empieza a suceder: poco a poco las cosas adquieren un carácter más neutral y, más adelante, positivo. Situaciones que habían sido muy dolorosas van perdiendo poder sobre los miembros de la pareja.

Uno de los efectos más placenteros de la redefinición es volver a incluir a los niños en su vida, cuando quizás habían construido muros virtuales para protegerse del dolor que les provocaba ver y convivir con los hijos de otras personas[18]. Pero un buen día la pareja alcanza cierto nivel de aceptación y se considera con la capacidad de dejar todo atrás e iniciar planes y avanzar en su vida. La solución exitosa se caracteriza por el retorno de la fe y el optimismo y por el deseo de volcar en otros aspectos la energía que estaba depositada en la infertilidad. En esos momentos se toma una decisión alterna, como la adopción, la inseminación por donador o la vida sin hijos.

Viva como viva cada persona su proceso emocional, es necesario reconocer y enfrentar las diversas emociones y pérdidas que se presentan. En efecto, es más fácil evadir los sentimientos o pensamientos dolorosos, pero, como se expuso en el presente capítulo, a largo plazo esto no funciona.

Notas

1 Barbara Eck Menning, citada por Franklin y Brockman, *op. cit.*, p.254.

2 Salzer, Linda P., *Surviving Infertility*, Harper Perennial, Nueva York, 1991, p. 12.

3 Salzer, *op. cit.*

4 Brand, H. J., "The Influence of Sex Differences on the Acceptance of Infertility", *Journal of Reproductive and Infant Psychology*, vol. 7, 1989, p. 129.

5 Daniluk, Judith, *Infertility Survival Guide*, New Harbinger Publications, 2001.

6 Menning, *op. cit.*

7 Downey, Jennifer y Mary McKinney, "The Psychiatric Status of Women Presenting for Infertility Evaluation", *American Journal of Orthopsychiatry*, vol. 62, núm. 2, abril de 1992, pp. 196-205.

8 Carreño-Meléndez, Jorge, Francisco Morales Carmona, Evangelina Calva y Adriana Mendoza, "Depresión y ansiedad en distintos periodos de evolución de la esterilidad", *Perinatología y Reproducción Humana*, vol. 14, núm. 1, 2000.

9 Menning, *op. cit.*, p. 113.

10 Daniluk, *op. cit.*, p. 192.

11 Domar, *op. cit.*

12 *Ibídem.*

13 Schneider, S., "The Experience of Depression During Infertility", *Family Building*, vol. II, núm. 4, 2003.

14 Menning, *op. cit.*

[15] Ingalls, Robert P., *Retraso mental; la nueva perspectiva*, El Manual Moderno, México, 1982.

[16] Franklin y Brockman, *op. cit.*

[17] Carter, Jean W. y Michael Carter, *Sweet Grapes*, Perspective Press, Indiana, 1989.

[18] Daniluk, *op cit.*

capítulo 5

El dolor de la infertilidad

"¿No crees que se necesita coraje para ser diferente?" Sí. Entender esto me ayudó a enfrentar mi infertilidad y para lograrlo tuve que aprender a aceptarme a mí misma, a aceptar mis posibilidades y mis limitaciones...[1]

En este capítulo se explicará el aspecto emocional de la infertilidad, así como su impacto en la persona y sus relaciones, en su pareja y en la sociedad, lo cual nos lleva a concluir que el problema no es simple, sino que representa toda una crisis profunda de vida.

El dolor y la angustia que ocasiona la incapacidad para lograr una meta tan importante en la vida como es tener hijos se han comparado con los generados por un divorcio o por la muerte de un ser querido. Se ha estimado que la infertilidad puede provocar síntomas psiquiátricos severos en una tercera parte de los sujetos de los tratamientos.[2]

En entrevistas realizadas por investigadores a un grupo de mujeres, 57% manifestó que era la experiencia más dolorosa que había enfrentado.

En otro estudio se llegó al mismo resultado.[3]

Es importante recordar que, de las parejas que reciben tratamientos para la infertilidad, 50% nunca logrará tener un hijo biológico. Esta población representa uno de los grupos minoritarios más invisibles e ignorados de la sociedad, condición que afecta su bienestar psicológico y físico, así como su calidad de vida.

Muchas personas infértiles sufren cambios negativos en su estado de ánimo, su vida sexual y su autoestima. Las mujeres, sobre todo, afirman que pierden el interés en otros aspectos de su vida. Para muchos, la capacidad de reproducción es parte central de su identidad; por tanto, si algo falla representa un fracaso que incide en la autoestima. Baste como ejemplo el siguiente comentario de una mujer en estas circunstancias: "¿Por qué no puedo lograr algo que es tan natural como tener un hijo?".

En México, la procreación representa aún, tanto para hombres como para mujeres, una de las metas vitales, la finalidad de la familia y de la mayoría de los individuos[4].

A continuación, veremos cómo la infertilidad puede afectar las distintas áreas de la vida de una pareja, así como las diferencias entre hombres y mujeres.

Presiones sociales

Aunque en la actualidad se cuenta con mayor información y se han logrado cambios importantes, persisten actitudes muy negativas con respecto a los temas de reproducción. Las presiones sociales continúan siendo intensas.

En su novela *El callado dolor de los tzotziles*, Ramón Rubín[5] habla de la historia de una pareja tzotzil o chamula que sufre presiones terribles de su grupo social por la infertilidad de la esposa, al grado de tener que separarse porque en su comunidad "el matrimonio no se concibe sin la presencia de los hijos".

> Con el tiempo, ofendidos los gentiles por su tolerancia, dejaron de saludar a José Damián, en tanto que sus amigos de condición plebeya se le empezaron a mostrar esquivos y reticentes...[6]

Tal vez éste sea uno de los temas que menos se comenta al hablar de infertilidad: algunas comunidades o personas ven con malos ojos al hombre que sigue al lado de una mujer infértil.

Rubín relata de manera extraordinaria las presiones sociales, el peso de las tradiciones y el dolor de la infertilidad:

> No llegaron a hacerle mella el rudo trabajo ni la miseria más despiadada. Pero poco después del primer año vino a martirizarla el temor de ser estéril que con el transcurso de los días se fue convirtiendo en la obsesión más lacerante y pertinaz de su existencia.
>
> A la estéril, ningún tzotzil se hubiese humillado a aceptarla por esposa, ni a mirarla cara a cara. El estigma de su infecundidad se le volvía más triste que lo que pudiera serlo la peste, o la misma lepra.[7]

Uno de los aspectos más difíciles de manejar para una persona infértil es aprender a enfrentar y a relacionarse con el mundo fértil. No hay forma de escapar. En el supermercado, en el sitio de trabajo o en la televisión, constantemente aparecen situaciones o comerciales que le recuerdan su problema. De repente, se percata de que evade o se siente incómoda con amigos fértiles, familiares o colegas con los que antes mantenía una buena relación.

Las vacaciones o días festivos ya no son momentos de celebración; por el contrario, se les teme por anticipado porque por doquier aparecen mujeres embarazadas y niños. Pero, así como no es fácil para la persona infértil tratar con los demás en el mundo fértil, tampoco es fácil lo contrario.

Cada pareja tiene sus propias necesidades. Unos se quejan porque sus familiares les preguntan demasiado: "Quisiera que nos dejaran en paz. ¡No entienden que si hubiera noticias ya habríamos prendido fuegos artificiales!". Otros, en cambio, se lamentan porque sus parientes nunca les hacen preguntas y se muestran indiferentes y desinteresados: "Parece que no les interesamos. ¿Cómo pueden no percibir la agonía por la que pasamos?".

Para complicar aún más las cosas, las necesidades de las parejas infértiles pueden cambiar. A veces requieren hablar en forma obsesiva sobre el problema y otras, evadirlo por completo. En ocasiones la sencilla pregunta "¿Tienes hijos?" resulta dolorosa. Es importante enfrentar e intentar explorar los sentimientos que surgen en las situaciones sociales, sobre todo las más amenazantes, como las fiestas para los bebés por venir o enterarse del embarazo de una amiga. La infertilidad duele y no vale la pena intentar negar el dolor.

A menudo la gente ofrece conclusiones incorrectas que sólo molestan, por ejemplo, que tal vez el problema de infertilidad sea una señal para que la mujer se dedique sólo a su vida profesional o que el matrimonio no es lo suficientemente estable como para iniciar una familia. Comentarios de este tipo pueden enfurecer a la persona infértil, intensificando su incomodidad y frustración.

Algunos ejemplos de estos consejos bien intencionados pero erróneos e imprudentes son:

- "Toma dos copas de vino para que estés más relajada."
- "Debes tener relaciones sexuales todos los días."
- "Debes subir las piernas después de tener relaciones sexuales."

- "La mujer no debe estar arriba del hombre porque el esperma *se confunde* y no sabe por dónde viajar."
- "Tener relaciones sexuales en la mañana aumenta las probabilidades de embarazo."
- "Debes adoptar, seguro te embarazarás."

El aspecto más difícil para algunas parejas es el de la familia. Es posible que les cause un gran dolor "negarles" un nieto o nieta a sus padres y que se revivan antiguos conflictos. Una de las experiencias más dolorosas a este respecto es cuando una hermana o cuñada (por lo general más joven y con menos años de casada) se embaraza. Por una parte, se sienten felices por su nuevo sobrino y, por otra, su llegada les recuerda su incapacidad para tener sus propios hijos.

Es importante recordar que, así como la persona infértil vive su propio duelo e intenta encontrar una solución, ya sea mediante la adopción o el aprendizaje de una vida sin hijos, sus padres también enfrentan y exploran sus propias actitudes y sentimientos hacia estas posibilidades. Al final, las decisiones son de la pareja, pero de alguna manera los demás también vivirán su propio disturbio emocional.[8]

Los tratamientos de infertilidad son desgastantes en lo emocional, lo económico y lo temporal. La infertilidad consume. Algunos de los que la sufren afirman que sus vidas quedan paralizadas, no siguen adelante con sus planes ni logran iniciar sus familias. Esto puede afectar las relaciones interpersonales de la pareja, en específico con su familia. Por ejemplo, en Atlanta, Estados Unidos, Paula Kuniansky, una paciente infértil, no pudo acompañar a su madre, internada en el hospital por un segundo ataque cardíaco, porque le acababan de transferir embriones en un tratamiento de FIV. Quince días después le hicieron la prueba de embarazo y el resultado fue negativo. Paula comenta:

> Se vive un proceso muy doloroso de duelo y de pérdida, y cuando estás todavía en este proceso tienes que levantarte e iniciar el siguiente tratamiento.
>
> Aun las parejas que logran tener hijos deberán lidiar con su infertilidad. Nunca termina. No creo que vuelva a ser la misma. La infertilidad puede condicionarte a ser negativa en todos los aspectos de tu vida. Te hace sentir como un fracaso. Cuando por fin me embaracé, estaba segura de que también en eso fracasaría…[9]

¿Qué está bien y qué está mal?

Además de las presiones económicas y sociales, y de los medicamentos y tratamientos tan intensos, la pareja infértil se enfrenta a otra presión más importante: cuestionarse si la solución médica que se les propone es "aceptable" en lo moral.

Como ya se dijo, Louise Brown, la primera "niña de probeta", nació el 25 de julio de 1978.

Los medios de comunicación anunciaron el acontecimiento como un gran logro científico. En ese momento, surgió una nueva esperanza para las parejas infértiles de todo el mundo; sin embargo, también se plantearon algunos cuestionamientos: la técnica del "niño de probeta" ya era una realidad, pero ¿era correcta?, ¿estaba bien llevarla a cabo?

De modo instintivo, muchas parejas presienten que hay algo malo en algunos tratamientos de infertilidad, aunque no saben de qué se trata.

Esta indecisión, emocionalmente poderosa pero imprecisa, se observa en muchos cristianos al enfrentarse con algunas de las nuevas tecnologías.

Lo que se refiere a los aspectos éticos y morales es en extremo contradictorio: aquello que para una pareja es aceptable, para otra puede ser lo más reprobable del mundo. La decisión que se tome debe contar con una base sólida de información, que es uno de los apoyos que más pueden ayudar a las personas en la toma de decisiones. Leer, consultar al especialista e informarse lo más posible resulta la mejor opción.

Algunas parejas optan por buscar apoyo emocional y, por medio de una terapia, logran enfrentar sus dudas, miedos y prejuicios, y tomar decisiones acordes con sus creencias. Algunas deciden no someterse a tratamiento. Toda postura es respetable, pero es importante considerar que corren el riesgo de, en un futuro, arrepentirse de no haber hecho todo lo posible para tener un hijo.

Infertilidad secundaria

La infertilidad secundaria es la incapacidad de concebir y parir a otro hijo después de uno o más embarazos exitosos. Este problema afecta a cerca de la mitad de la población infértil y a un número desconocido de mujeres solteras. Asimismo, de las que sufren este tipo de infertilidad, sólo la mitad busca ayuda médica. Como ya tienen un hijo, tal vez creen que ya no hay nada que hacer o bien, que no deben exigirle más a la naturaleza.[10]

Mujeres y hombres de todas las edades se ven afectados por la infertilidad secundaria. Algunos tienen un hijo a edad muy temprana, en la adolescencia o en los inicios de la década de los veinte. En algunos casos, estas parejas se divorcian o incluso dan a su hijo en adopción. Más tarde, al establecer una nueva relación, pueden sufrir problemas para volver a concebir.

Existen dos tipos de infertilidad secundaria:

1. Cuando el primer embarazo se dio con facilidad, pero hay dificultades para lograrlo por segunda vez.
2. Cuando el primer embarazo se dio mediante tratamientos, debido a un problema de infertilidad primaria que está resurgiendo.

A pesar de los enormes problemas que puede provocar, la infertilidad secundaria es el aspecto menos explorado de los problemas reproductivos en los niveles médico, psicológico y social. Hay médicos que se confían, no le prestan la debida importancia a la paciente y posponen los estudios y diagnósticos que deben practicarle una vez más. Muchos ginecólogos opinan que la infertilidad secundaria es mucho menos dolorosa que la primaria.

Es conveniente no olvidar que el cuerpo no es estático, cambia con la edad y pueden desarrollarse nuevos problemas. Si el médico duda sobre el caso después de un año de luchar por el siguiente bebé, es mejor dejarlo y buscar un especialista que en realidad se interese.

Las personas con infertilidad secundaria expresan que no pueden integrarse en distintos grupos. No se sienten parte del mundo infértil porque ya tienen uno o más hijos, ni del fértil porque no pueden volver a embarazarse.

Como ya se mencionó, algunas parejas familiarizadas con la infertilidad vuelven a enfrentarla. Tal vez su único hijo fue un milagro después de años de tratamientos y frustraciones, pruebas, medicamentos y procedimientos de alta tecnología. Ahora deciden retarla por segunda vez, y aquellos sentimientos tan dolorosos resurgen con una intensidad sorprendente.

Así que hay que volver a empezar: termómetros, exámenes, medicamentos. Después de seis meses sin resultados, los antiguos sentimientos volvieron a salir. Peor, ya sabíamos lo que nos esperaba. Mi pobre cuerpo gritaba: "¡Por favor, ya no!". Sentimientos de inferioridad se apoderaron de mí con una fuerza tremenda...[11]

Son varios los aspectos a considerar en lo que a la infertilidad secundaria se refiere:

- Uno de sus síntomas más comunes son las conductas supersticiosas; por ejemplo, algunos intentan recrear la misma situación en la que ocurrió el primer embarazo: van al mismo restaurante en el que cenaron, oyen el mismo tipo de música, etcétera.
- Es probable que las diferencias entre hombres y mujeres sean más notables, aunque es todavía un problema de pareja. Para muchos hombres, tener un segundo hijo es necesario, pero no crucial. Por tanto, las mujeres con infertilidad secundaria corren el riesgo de no sentir apoyo por parte de sus esposos y de enfrentar conflictos en su matrimonio. Esto no significa que a ellos les sea indiferente la infertilidad secundaria, es sólo que no poder concebir más hijos no contradice, en muchos casos, las fantasías de tener una familia provenientes de la infancia. Es en la mujer en quien recaen las constantes preguntas: "¿Cuándo viene el segundo bebé?", y las presiones sociales: "¡Relájate!, ya vendrá el siguiente... ¡Agradece que ya tienen un hijo!".
- Aunque pueden presentarse las mismas situaciones y conductas que en el caso de la infertilidad primaria, éstas son menos comprensibles o "aceptables" para la mujer con infertilidad secundaria; por ejemplo, puede sentirse

incómoda en presencia de niños o mujeres embarazadas, o sentir culpa por desear otro hijo, cuando sabe que otras personas no pueden tener ninguno. En realidad, un embarazo no se relaciona con el siguiente y cada persona es libre de desear los hijos que quiera. Es natural que, a medida que su hijo crece, la pareja sienta pánico de no tener otro e incluso culpa por no poder darle un hermano o hermana.

- Los familiares suelen reaccionar con gran sorpresa al enterarse de que su hija o hermana desea otro bebé, sobre todo si el primer embarazo se logró con tratamientos: "¡Otra vez no!, ya pasaste por esa tortura. ¡No vuelvas a hacerlo!".
- Algunas personas simplemente no entienden por qué, si ya tuvieron un hijo, no pueden tener otro, o cómo "de pronto" perdieron esa capacidad.
- Un aspecto en extremo importante es el modo en que la infertilidad secundaria afecta la relación con los hijos, que no comprenden la intensidad de la preocupación y del dolor de sus padres. Pueden observar cambios fuertes en su estado de ánimo (en particular en la madre), que son consecuencia o reacción a la ansiedad interna. El riesgo es que el hijo se confunda y concluya, en forma errónea, que sus padres ya no se quieren o ya no lo quieren pues discuten constantemente por algo que él no entiende.
- Otro aspecto es el económico. A veces, debido a que el dinero se invierte en tratamientos, es necesario posponer la compra de juguetes o los viajes de vacaciones que ya se habían planeado con el(la) hijo(a).

- Cuando la pareja se da cuenta de que su único hijo es literalmente irremplazable, puede mostrar una conducta sobreprotectora y un miedo profundo de que algo le suceda. Algunas deciden adoptar para aumentar la familia. De ser éste el caso, se cuenta con amplia información que puede orientarlas al respecto. Muchas familias han obtenido muy buenos resultados con esta medida.

Efectos emocionales de la infertilidad

Efectos en la mujer

Los siguientes son algunos efectos emocionales de la infertilidad en la mujer:

- Su grado de desarrollo profesional es independiente de la imagen que de sí misma tiene como madre y que representa una base psicológica de su funcionamiento. Cuanto más largo sea el periodo de infertilidad, mayores serán sus sentimientos de depresión, ansiedad e insatisfacción como mujer y como persona.[12]
- La impotencia para concebir puede provocar sentimientos de vacío y tristeza como ninguna otra experiencia en la vida. Teme no volver a sentirse contenta si no logra tener un hijo.
- Sus relaciones interpersonales se dificultan cuando mujeres cercanas a ella están por formar una familia o ya la han integrado. Es posible que albergue un profundo sentimiento de inferioridad al compararse con las que no enfrentan problemas para embarazarse. La mujer infértil observa un cambio dramático en aquellas que ya

son madres y ya no tienen tanto tiempo para sus amigas sin hijos. Se sienten alejadas y hasta excluidas de quienes hicieron la transición a la maternidad.[13]

- El tema de la privacidad es delicado. Aunque por lo regular la mujer es más libre para expresar sus emociones que el hombre, los límites a este respecto son ambiguos. Algunas son muy abiertas y otras reservadas, es decir, comparten su problema sólo con algunas personas.
- En algunas mujeres que acuden a un grupo de apoyo se ha observado mayor fuerza emocional que en otras que no hablan de su problema.[14]
- Al parecer, la infertilidad afecta la vida de la mujer más que la del hombre, en cuanto a su autoimagen, desarrollo profesional, sexualidad y sentimientos relacionados con el matrimonio. Las mujeres están más conscientes de su infertilidad que los hombres, pues es en su cuerpo en donde se vive la concepción.[15]
- La mujer es propensa a reaccionar con la misma intensidad ante un problema de infertilidad, aun cuando éste se deba al hombre.[16]

Efectos en el hombre

Durante siglos se creyó que la infertilidad era atribuible sólo a la mujer. Ahora, como ya vimos, con los adelantos científicos se sabe que en cerca de 40% de los casos se debe al hombre. Sin embargo, la calidad "incuestionable" de la fertilidad masculina ha limitado las investigaciones y el estudio de ésta.

Los siguientes son algunos efectos emocionales de la infertilidad en el hombre:

- La mayoría de los hombres supone que si puede eyacular es porque tiene gran cantidad de espermas. Otros argumentan que "sólo se necesita un esperma para embarazar a una mujer". Lo que no saben es que esa información es incompleta: ese esperma debe ir acompañado de otros 20 millones.
- En la sociedad actual continúan asociándose tres conceptos: la masculinidad, la virilidad y la fertilidad. El hombre suele sentirse orgulloso por haber embarazado a la mujer; considerado así, el embarazo es una prueba de su "masculinidad".
- Muchos hombres mantienen en su inconsciente la idea de que la virilidad se reafirma por medio de la concepción. Por ello, cuando no la logran, se sienten defectuosos y lastimados. Aun los más liberales pueden sentir vergüenza y humillación; otros incluso padecen impotencia temporal.
- Durante años los médicos se resistieron a estudiar la infertilidad masculina, y lo único que lograron con esa reticencia fue perpetuar la vergüenza y la humillación experimentadas por un hecho natural. A un buen número de parejas les molesta el modo en el que el médico que las atiende expone su problema: les comunica la "mala noticia" y de inmediato ofrece la "solución": la donación de espermas. De esta forma, nadie lo sabrá y no será necesario revelar la verdad ni siquiera al futuro hijo. El mensaje no verbal, pero en extremo poderoso, es que deben ocultar su condición humillante.
- Con respecto a los tratamientos, en cada examen en el que se requiere de esperma, el hombre proporciona la

muestra, de preferencia el mismo día, por medio de la masturbación. A diferencia de las pruebas en la mujer, la muestra no implica dolor y es inmediata, pero tiene una característica: es humillante.

- Aunque muchos hombres se acostumbran a someterse a la prueba, al principio algunos se avergüenzan de que el equipo médico y otros pacientes sepan que se están masturbando para entregar su muestra. En algunas clínicas los cuartos o baños donde esto se realiza están alejados del pasillo principal, con el propósito de evitar la presencia de los demás pacientes, pero la situación no deja de ser incómoda.
- En sus relaciones con amigos y familiares, al hombre le resulta mucho más difícil expresar su problema. Aun cuando la infertilidad afecta más la identidad de la mujer, tal vez la soledad que provoca en el hombre sea mayor. Su autoimagen también se deteriora y se siente insatisfecho. No obstante, son escasos los estudios sobre la respuesta emocional del varón ante la infertilidad y la esterilidad; casi toda la información disponible es de tipo médico.[17] En una ocasión un hombre decidió confiar su situación a un amigo y éste se ofreció a "ayudarlo resolviendo el problema por él". Por su parte, la mujer suele recibir compasión y no agravios.[18]
- Dado que por lo general la continuidad de una familia recae en el hombre, éste siente que decepcionará a sus antecesores si no concibe. Como se sobrentiende que el problema es de la mujer, muchas familias, al enterarse de lo que está viviendo su hijo o hermano, reaccionan en tal forma que niegan la situación:

Durante el tiempo en que Carly creyó que era ella la del problema, hablaba del tema sin dificultad. Cuando los informes revelaron la esterilidad de él, guardó silencio y no volvió a decir nada. En cierta forma sintió que sería una traición conversar con alguien sobre su estado. Desde ese momento se convirtió en su secreto.[19]

- Uno de los tratamientos más comunes en el caso de la infertilidad masculina es la inseminación artificial con el semen de un donador. Es difícil obtener un porcentaje en este sentido, pero se sabe que 10% de los que recurren a ella lo hace por trastornos genéticos en su familia. Se ha observado que algunos de los hombres en esta situación no enfrentan ni procesan las reacciones emocionales que se producen; no viven el duelo de no poder tener un hijo biológico o de que éste sea "mitad biológico". Al inicio del tratamiento, la mujer opta por acudir sola al consultorio para la inseminación artificial por donador. Por su parte, aquellos hombres que llegan a experimentar una gama de emociones como ira, ansiedad, decepción, miedo, depresión y autoaislamiento, prefieren sufrir en este aspecto que negarle a su mujer la oportunidad de concebir. Si él no puede proveer una buena muestra de semen, que lo haga otro. Ahora bien, es posible que para muchos esto equivalga a una infidelidad. Su mente racional les hace saber que se trata de un procedimiento médico, pero su parte inconsciente o irracional no puede evitar sentir molestia.

- Si se logra el embarazo, el hombre experimenta sentimientos y pensamientos muy confusos. Si bien en todos los embarazos surgen sentimientos que pueden agregar tensión a la relación, en uno logrado por inseminación con donador, los niveles de decepción y la mala influencia del “secreto” pueden permanecer y desarrollarse a lo largo de la vida. En vez de acercar a los miembros de la pareja, tal vez los separen en lo físico y lo emocional. Algunos describen su relación como “silenciosa y triste”.

- Con base en un estudio que realizaron, Annette Baran y Reuben Pannor[20] publicaron tal vez el primer libro sobre los aspectos emocionales de la inseminación artificial por donador: *Lethal Secrets: The Psychology of Donor Insemination* (Secretos letales: la psicología de la inseminación por donador). A raíz de su trabajo, algunos bancos de esperma han optado por proporcionar información sobre el donador si la pareja lo requiere. Opinan que quienes atraviesan por este procedimiento deben reconocer y enfrentar sus emociones, además de atreverse a expresarlas y discutirlas, lo cual puede ocurrir en una psicoterapia. Se dice que esta dinámica también se presenta en las mujeres que reciben óvulos donados y fertilizados con el esperma de su pareja. Guardar el secreto es más dañino: “La mentira empieza cuando el embarazo se anuncia en público y, por consiguiente, dicha mentira adquiere vida propia”.
- Es un error que el hombre crea que al “parecer” fértil se “sentirá” fértil. Su deseo es en vano. La pareja es consciente de la verdad: todo cambió cuando se les diagnosticó su infertilidad o, en otros casos, su esterilidad. La imposibilidad de la continuidad genética es una pérdida a la que el hombre debe hacer frente; es real y el duelo debe vivirse.
- En algunos casos de inseminación con donador, la mujer se vuelve más fuerte y poderosa que el hombre, quien se debilita y se muestra más pasivo. Uno de los padres está

involucrado genéticamente y el otro no. En cambio, en las parejas que adoptan, el que es infértil se siente responsable, aunque el grado es distinto. Ninguno de los dos es padre biológico.

- El índice de divorcios es mínimo en las parejas que logran tener un hijo por inseminación con donador. Quizá los mantenga unidos el secreto, el temor a que, si se separan, corren el riesgo de que la verdad se divulgue. Muchas parejas se llevan dicho secreto a la tumba[21].
- A medida que el embarazo avanza, los miedos de la pareja pueden intensificarse: "¿Y si cometimos un error, por ejemplo, que el bebé sea de una raza distinta o con una apariencia física totalmente diferente?".
- Y, ¿qué siente el donador al entregar su muestra? ¿Se arrepiente con el paso de los años? Algunos estudiantes lo hacen para ganar algo de dinero extra. A los médicos no les interesa demasiado la motivación del donador, lo esencial es que sea sano y bien parecido. Hay pruebas de que a principios del siglo XX, los médicos inseminaban a la paciente con su propio semen, sin que lo supieran ni ésta ni su pareja.

En verdad creían que era una forma adecuada de ayudar a la gente. Sin embargo, con el paso del tiempo, algunos de los que fueron donadores y se convierten en padres, experimentan arrepentimiento, preocupación y miedo. Muchos de los hombres en estas circunstancias juzgan que la etapa de su vida en la que fungieron como tales fue irresponsable. Incluso temen que el ser nacido de la donación llegue a involucrarse con uno de sus propios hijos; después de todo, los niveles socioeconómicos son similares…

Diferencias entre hombres y mujeres

Quizá la mujer sienta que al hombre "no le importa nuestro problema de infertilidad", pero, en realidad, éste oculta sus sentimientos. Es más fácil que ella exprese su miedo, su culpa, su frustración y demás emociones. Por otra parte, el hombre se hastía del tema: "¡No puede hablar de otra cosa! Mi esposa cree que a mí no me importa, pero me preocupa más ver cuánto le afecta".

Al estudiar las diferencias entre hombres y mujeres frente a un problema de este tipo, algunos autores han observado que, pese a que ser padres es una expectativa social importante para ambos sexos, la maternidad es el papel predominante de la mujer, en tanto que el del hombre es brindar sustento económico.[22] Parece que a ellos les afecta menos el hecho de no ser padres. La mujer suele ser quien primero considera los tratamientos y quien toma la mayoría de las decisiones. En las investigaciones, son ellas las que cooperan y participan con mayor frecuencia. Asimismo, aunque haya periodos de negación y evasión, se comprometen más con la solución del problema, quizá porque perciben la infertilidad de un modo más amenazante, lo cual saca a la luz el valor para resolverla.

Es posible que la mujer vea el problema de una forma más amenazante y sienta que es la responsable porque, sea quien sea el o la infértil, es ella la que debe tomarse la temperatura, vivir las pruebas de laboratorio y ultrasonido, llevar la cuenta de cuándo deben tener relaciones y, sobre todo, encarar la depresión que viene después de la menstruación. Una mujer decía: "Mi esposo está dispuesto a ayudarme, pero soy yo la que debo preguntar". Además, no hay que olvidar que algunos medicamentos que se suministran en los tratamientos de infertilidad causan efectos secundarios, como dolor de cabeza, fatiga, insomnio, depresión, irritabilidad y cambios emocionales. Muchas mujeres aumentan de peso, lo cual implica un nivel más alto de ansiedad, pero los médicos niegan que se deba a los medicamentos.[23]

Las mujeres se informan y leen más sobre la infertilidad que el hombre, lo cual les ayuda mucho; en cambio, algunos de ellos consideran que esto es inútil. Desde luego, se observa una relación proporcional entre la persona informada y su mayor fuerza emocional. Otro tanto ocurre respecto de las condiciones socioeconómicas y profesionales: cuanto mejores sean, menos difícil será manejar el problema de la infertilidad.[24]

Efectos emocionales en la pareja

Por lo regular, los problemas de infertilidad se detectan en los diez años iniciales de relaciones y casi siempre representan el primer encuentro con una adversidad seria o el mayor reto en la vida de una pareja:

- En la mayoría de los casos es la mujer quien primero reconoce que puede haber un problema, inicia la conversión abierta sobre el tema y solicita la primera consulta médica. No obstante, quizá temerosos de recibir un diagnóstico negativo, casi todos los pacientes tardan más de un año en decidirse a hacer la primera cita.
- Hasta ese momento, muchas parejas habían podido realizar sus proyectos sin dificultad. Pero, de pronto, se encuentran ante un problema al margen de lo racional, en comparación con otras crisis de corto plazo. Todo lo que viven –tratamientos, pruebas, invasión de su intimidad, cuestionamientos morales, desgaste emocional

y económico– no es garantía de que concebirán un ser sano ni de que nacerá con vida.

- Por lo general, los hombres y las mujeres tienen perspectivas diferentes ante la infertilidad. A medida que la presión aumenta, cada miembro de la pareja vive su propia crisis y le será más difícil entender la reacción y las necesidades del otro. Tal vez aumenten las discusiones o se establezca una distancia entre ellos, en la que imperen el silencio y el enojo. Lo más conveniente entonces es conversar y reconocer la posición de cada uno. Según muchas parejas infértiles, si bien la situación ha sido tensionante en distintas áreas, también ha contribuido a unirlas más.
- Es posible que los hombres se percaten, sobre todo en los días de tratamiento, de que sus esposas se muestran más emocionales. Por su parte, ellas los sienten más distantes y menos comunicativos.
- La pareja corre el riesgo de vivir en segmentos de dos semanas: las primeras dos se enfocan a intentar concebir y las otras dos, a esperar un resultado positivo.[25]
- La culpa es uno de los sentimientos que se manifiesta casi de inmediato, bien sea en el o la infértil (en 70% de los casos el problema es de uno de los miembros, quien se culpa y casi siempre alega que comprendería que el otro quisiera divorciarse),[26] o en ambos. Puede surgir al sentirse responsables por embarazos no logrados, porque se tuvo algún descuido o por algún aborto realizado en años anteriores. El hombre se culpa por querer poner fin a los tratamientos y la mujer, por no intentar "hasta el último" de éstos. Es difícil no culparse o no culpar a la pareja. Es difícil no culpar al cuerpo por no funcionar

como es debido. Es muy difícil no pensar en algo que se hizo y que pudo influir en este problema.

> La infertilidad te cuestiona en todo... en las creencias en ti mismo, sobre qué es lo importante en la vida, en un matrimonio, sobre qué es justo e injusto; toda tu vida se ve afectada por esta experiencia... cambias profundamente... ser infértil cambia todo.[27]

- El miedo se apodera de la pareja. Cuando niños, a muchos les aterrorizaban los hospitales, las jeringas, la anestesia, los quirófanos, por lo que el aspecto médico de la infertilidad los paraliza. Algunos temen que se deteriore su relación. Y la persona infértil tiene miedo de que el otro lo(a) abandone por alguien que sí pueda concebir sin problemas.
- Invaden pensamientos como el siguiente:

> El hombre debe ser capaz de tener hijos. Por lo tanto, era fácil: como yo no podía... Entonces no era realmente un hombre. Por eso sentí un ataque tan profundo a mi masculinidad... Me sentí insuficiente como hombre y como esposo.[28]

Todo se reduce a una o dos simples palabras: inadecuado, incompleto.

- O bien:

> Mi esposo está muy enojado conmigo porque cada vez que me pregunta cómo me fue en la consulta con el doctor no me puedo acordar de nada. Me pongo muy nerviosa cuando estoy con el doctor. La mayoría de las veces me siento como tonta. ¿Es común esto?[29]

- Linda Hammer explica la complejidad del proceso psicológico de la infertilidad. Al desear un hijo, por lo común la pareja ya no se ve a sí misma como una familia de dos, sino de tres. El espacio continúa físicamente vacío, pero psicológicamente está ocupado. El hijo fantaseado representa los sueños de la infancia de cada uno, así como los sueños y deseos compartidos de la pareja. Aunque todas las parejas albergan fantasías sobre el hijo deseado, la diferencia en el caso de las infértiles es que concentran demasiada energía emocional y de identidad en el hijo de sus sueños.[30] Así también, la familia de la pareja puede fantasear con el hijo(a) que desea que tengan. Es probable que los abuelos, hermanos y sobrinos alimenten durante años la fantasía de cómo desean y creen que será el futuro bebé. La carga emocional en el hijo fantaseado puede ser intensa y alimentarse a lo largo de los años, y quizás ayude a la pareja y a su familia a sobrellevar los momentos tan difíciles que deben vivir.
- Por otra parte, la infertilidad plantea un problema intergeneracional. No sólo se siente frustrada la pareja infértil, sino también sus padres, porque no ocurre la transición a la siguiente etapa como abuelos.[31]
- Cada aspecto de la vida marital se ve afectado: el económico, por el costo de los tratamientos; la salud física de ambos; el desarrollo profesional, sobre todo de la mujer; los principios religiosos, que se ven cuestionados; la vida sexual, que resulta invadida y devaluada. El reto para la pareja infértil es lograr que la crisis provocada por la infertilidad no paralice su relación, y un paso importante es reducir la mencionada ambigüedad de los límites.

- Muchas veces la pareja debe decidir entrar a un proceso de psicoterapia y trabajar sus emociones, la irracionalidad de sus sentimientos. Sin duda, resulta de gran ayuda verbalizar lo que sienten y piensan. Por ejemplo, el hombre, aunque comprende que no es culpa de su mujer ser infértil, no se explica su enojo contra ella. Al expresarlo, comienza a enfrentar y entender mejor el dolor y la pérdida que siente. Entonces, empieza a verbalizar sus fantasías. Se ha observado que los pacientes que reciben psicoterapia muestran un reordenamiento de su problema y una mayor estructuración ante éste.[32]
- En vez de sentir la emoción y la alegría de iniciar su familia, la pareja infértil se sumerge en una de las experiencias más dolorosas, tanto en su rol de pareja como en el individual. Debe reemplazar fantasías agradables, como adquirir la ropa del bebé, la cuna, etcétera, por citas con especialistas, desgaste económico y la gran incertidumbre y angustia que les causa cuestionarse si un día podrán ser padres, algo tan fácil para la mayoría de las parejas.
- Aquellas parejas que reconocen que enfrentan un problema para concebir, que lo hablan, lo lloran, buscan apoyo emocional y logran conservar otros aspectos de su relación –como asistir a fiestas o ir en pos de intereses afines–, gozarán de mejores probabilidades de poder vencer uno de los retos más dolorosos y difíciles para una pareja.

La sexualidad ante un problema de infertilidad

El impacto de la infertilidad en la vida sexual de la pareja es fundamental. Barbara Menning[33] señala que deben quedar claros dos puntos:

1. La disfunción sexual no es una causa significativa de infertilidad; más bien, es el efecto de este problema y la reacción al mismo.
2. No todas las parejas experimentan alguna disfunción sexual durante los tratamientos de infertilidad.

Sin embargo, sí hay un periodo en el que las relaciones sexuales eran placenteras y espontáneas, y otro posterior, en el que se sujetan a la presión de un programa. La tensión del sexo programado y la intervención de un desconocido –el médico– influyen para que la relación de placer se convierta en una obligación.

Los impactos que esta situación ocasiona son de diversa índole:

- Cuando al fin la pareja se enfrenta a su incapacidad para concebir, es común que la sexualidad se viva con tristeza y con un elemento de presión o amenaza. Las relaciones sexuales ahora se asocian con recuerdos que les resultan dolorosos.
- Se experimenta gran frustración al comprobar que una parte del cuerpo no funciona como debería, lo que, además, repercute en su relación de pareja y en aspectos privados.
- Algunas parejas se engañan al pensar que la solución a todos sus problemas es la concepción; esto no es cierto. Muchas parejas fértiles y con hijos se divorcian, lo mismo que muchas otras que logran ser padres después de luchar muy duro para ello. La verdad es que, si se lo propone, se consiga o no la concepción, la pareja puede recuperar su vida íntima y superar la invasión que ha sufrido.

- Un buen número de parejas ha informado que su deseo e interés sexuales disminuyen, lo que influye tanto en los tratamientos como en la relación de pareja.[34]

> Hacer el amor deja de ser un acto voluntario para convertirse en una obligación: tendrán que sostener relaciones sexuales en tales días, a tales horas y bajo tales condiciones, y seguir al pie de la letra las demás instrucciones.
>
> Lo que hasta ayer nacía del deseo, ahora nacerá de la necesidad; lo que el placer motivaba, el deber lo animará; en el lugar de la cama se instalará el apremio, y la pasión cederá su sitio a la conveniencia. Nada será igual. ¿Durante cuánto tiempo?[35]

Tener hijos después de vivir un problema de infertilidad

En 1993, la psicoterapeuta Ellen Sarasohn Glazer publicó su libro *The Long Awaited Stork* (La cigüeña tan esperada),[36] basado en su propia experiencia y la de sus pacientes infértiles. Según la autora, el dolor de la infertilidad no desaparece con el embarazo o el parto.

Después de profundas investigaciones, se percató de que nadie había escrito sobre este aspecto.

> A medida que Elizabeth crecía y yo me sentía más cómoda con mi nueva identidad como madre, empecé a advertir que el dolor de la infertilidad no desapareció con su nacimiento. Continuaba en mí, pero de otras formas aún por descubrir.[37]

Los profesionales se equivocan al pensar y sugerir a sus pacientes que su infertilidad tendrá fin. Ésta puede incluso incidir de una generación a otra, lo cual se observa en hijas de madres con problemas de este tipo.

En cierto modo, la pareja infértil puede estar preparada para la paternidad y maternidad. Aprende a ser paciente, enfrentar la incertidumbre y entender su situación. Cuando al fin nace su hijo, asume sin problemas sus nuevas responsabilidades... pero también puede sentirse decepcionada. La realidad es diferente de la que imaginó. Esto es porque, según Sarasohn Glazer, debe enfrentar los desafíos que analizamos a continuación.

Dejar al hijo fantaseado

> Después de cinco FIV sin éxito y de mi cumpleaños número 41 empecé a aceptar que nunca tendría a la hija de mis sueños. Para ese entonces ella ya tenía nombre: Emily. Le escribí un poema... El dolor que sentí al perderla fue intenso. Me despedía de alguien a quien adoré pero que realmente nunca conocí.[38]

Las parejas que durante muchos años han deseado concebir canalizan más energía en el hijo fantaseado, es decir, el hijo perfecto. Ellas también se consideran como los padres perfectos. La realidad habrá de enseñarles que nadie lo es. Y lo mismo ocurre con los padres adoptivos que durante años han soñado con el hijo deseado. Cuando finalmente adoptan, el hijo adoptivo podrá ser muy diferente de aquel con el que soñaron durante años.

Aunque es difícil hablar del duelo de alguien que no nació, es necesario vivir el duelo por el hijo que se ha fantaseado. A medida que pasa el tiempo, la pérdida de este ser tan deseado y que no llegó se vuelve cada vez más real.

El apoyo emocional es en particular importante en esta etapa. Enfrentar el dolor del duelo del hijo fantaseado permitirá a la pareja moverse hacia nuevas decisiones en sus vidas.

Desarrollar un lazo realista de parentesco

Al nexo del parentesco se le califica como "la sangre que llama a la sangre". Pero muchas parejas no sintieron un amor inmediato al ver a su hijo por primera vez. Esto es común en padres infértiles y en padres adoptivos... puede sucederle a todos, aunque a muchos les atemoriza admitirlo.

Los miembros de la pareja infértil que por fin lograron ser padres son especialmente vulnerables y propensos a pensar que "están fallando" porque no sintieron ese lazo tan fuerte desde el primer momento. Sin embargo, no siempre sucede así; algunos dicen que les tomó días, semanas o hasta meses sentirse identificados con su bebé. Este vínculo con el recién nacido puede variar entre una pareja y otra.

Aceptar la ambivalencia

En todas las relaciones humanas hay ambivalencia, y la que existe entre el padre o la madre y el hijo no es la excepción, aunque cuesta trabajo reconocerlo. En efecto, ser padres trae consigo una gran alegría, pero también momentos difíciles, lo cual provoca cierta contradicción tanto en los padres infértiles como en aquellos sin problemas para concebir.

Y es que pueden culparse de sus sentimientos; algunos, por ejemplo, expresan: "Adoro a mis hijos, pero (después de varios años de infertilidad) extraño la libertad que tenía".

Redefinir la familia

La verdadera transición de la familia de origen a la propia ocurre cuando nace el primer hijo. Con las parejas infértiles el proceso es muy complejo. Tal vez ellos mismos se sorprendan al ver las reacciones de sus padres cuando tienen a su hijo, ya sea biológico o adoptivo, de cuánto deseaban ser abuelos. Por su parte, estos últimos, después de años de tratamientos, habrán envejecido y sufrido cambios importantes en su vida, de salud, por ejemplo. Incluso alguno podría haber muerto y el arribo del hijo tan esperado sea un recuerdo del abuelo o abuela que ya no está. Más aún, es probable que los nuevos padres no acierten a congratularse por la integración de su nuevo núcleo familiar, al tener un bebé pasados tantos años de infertilidad, por el miedo que les provoca haber estado condicionados por la pérdida.

Embarazos después de vivir un problema de infertilidad

El embarazo después de un problema de infertilidad es una experiencia solitaria. La felicidad tan esperada se presenta en forma vaga y acompañada de miedo, soledad y distanciamiento. Desde luego, pronto la pareja consigue tranquilizarse y celebrar la llegada de ese hermoso ser, pero siempre queda la sombra en su vida. La infertilidad provocó la pérdida de la inocencia. Una vez que se ha sido infértil se sabe que las "cosas malas" no sólo le suceden a "los demás".

Después de que se tiene al hijo anhelado interviene otro factor que podría parecer increíble: la pérdida de la identidad del paciente infértil. Las personas que se sometieron durante años a interminables tratamientos integraron al equipo médico como parte importante de su vida. En ese periodo se desarrolló cierta identidad como individuos infértiles, y resulta sorprendente que al superar el problema se experimente esa sensación de pérdida. Ser un paciente de este tipo tiene sus desventajas, pero también su lado positivo: generar capacidad para manejar una situación difícil; adquirir nuevas habilidades, como autoinyectarse o, en el caso de los hombres, aprender a inyectar; aprender el lenguaje médico, etcétera.

La pérdida de identidad como paciente es más acentuada en quienes, al no lograr el embarazo, se deciden por la adopción o por vivir sin hijos. Terminar los tratamientos significa abandonar el sueño de concebir un hijo biológico, dejar a otros pacientes con los que ya se han formado lazos de amistad, cesar la experiencia de varios años muy importantes en la vida de la pareja.

Otro cambio consiste en restablecer la relación con amigos fértiles; aunque quizá los hijos de éstos ya asistan a la escuela primaria, pueden volver a tener puntos en común e intercambiar datos y consejos sobre escuelas, médicos, educación y otros aspectos.

Por otra parte, es difícil mantener el mismo trato con los amigos infértiles pues, aunque se conoce bien la experiencia, ahora ellos prefieren distanciarse de la pareja que ya hizo realidad el sueño de ser padres.[39]

Proceso emocional durante el embarazo

Constance Shapiro[40] y Debby Peoples[41] describen el proceso emocional que vive la pareja infértil durante el embarazo, dividiéndolo en tres trimestres.

Primer trimestre

Después de meses o años de lucha para lograr el embarazo, una vez que éste se confirma, la pareja puede reaccionar con incredulidad, duda y miedo. Está muy condicionada a vivir la desilusión, en particular en lo que se refiere a su capacidad reproductiva. La negación, el no poder creer que por fin se ha logrado el embarazo, los protege de una nueva desilusión. Muchas veces la mujer pide otra prueba de embarazo para confirmar el resultado positivo.

Una pareja que ha experimentado algún embarazo no logrado puede aceptar mejor la noticia, aunque siente más dudas de que llegue a término, por lo que muchas optan por no comunicar la noticia hasta cumplidos los tres meses. La razón es que en esta primera etapa se presenta la mayoría de los embarazos no logrados. Algunas mujeres se dan cuenta de que empiezan a disfrutar su embarazo después de transcurrida la semana en la que el anterior no se logró.

En muchos casos, el médico recomienda no sostener relaciones sexuales en los primeros tres meses y éste es uno de los momentos en que la pareja debe estar más unida. Además de que ya vivió el sexo programado, el hecho de que ahora se le prescriba cuándo tener relaciones representa un recordatorio de la presencia de la infertilidad en su vida.

Tal vez las náuseas, los vómitos y mareos de los primeros tres meses decepcionen a la mujer, que tanto ha idealizado el embarazo. Una de las reacciones más comunes es "tragarse" sus miedos e incomodidades, comportamiento aprendido durante años de tratamiento. Y es que, ahora que está embarazada, no "tiene derecho" de quejarse si eso es lo que tanto ha deseado.

El hombre puede asumir un papel más reservado y de esta forma sentir que le da fuerza y apoyo a su esposa.

Otro cuestionamiento delicado es si la pareja debe practicarse la amniocentesis. El dilema es: por una parte, quiere saber si todo marcha bien y, por otra, desea esperar por miedo a interrumpir el embarazo.

A pesar de todas estas presiones, al terminar el primer trimestre la pareja se siente menos angustiada, porque las probabilidades de que no se logre el embarazo son significativamente menores.

Además, al empezar la mujer a usar ropa de ma-ternidad, le anuncian al mundo que al fin están por conseguir lo que tanto han deseado.

Segundo trimestre

Sin considerar la ansiedad provocada por la prueba de amniocentesis, el segundo trimestre es más tranquilo, pues es entonces cuando la pareja en verdad asimila la realidad: está esperando un hijo.

Es el momento de empezar a planear, pero también de sentir algo de ambivalencia porque durante largo tiempo sólo pensaron en los aspectos positivos de tener un hijo. En cambio, ahora se cuestionan sobre las demandas y el cambio tan profundo que la situación implica en su vida. Por ende, muchos tienden a actuar guiados por la superstición y hablan sólo de cosas positivas. Temen tocar los problemas y que éstos afecten el embarazo.

Es posible que perciban que los demás reaccionan de modo insensible, pues no se cuestionan los riesgos y problemas que podrían presentarse. En este momento muchos sienten, de nuevo, una enorme soledad.

Se encuentran en una encrucijada, pues es ahora cuando más necesitan conversar con amigos infértiles: sin embargo, éstos prefieren distanciarse, llevados por su depresión, envidia y celos hacia la pareja que ya logró concebir mientras ellos continúan luchando. Por fortuna, esto puede resolverse si lo expresan e intentan enfrentar sus emociones.

En algunos casos, la mujer debe guardar reposo, bien sea por unos meses o durante todo el embarazo, y la que se ha sentido inadecuada por no concebir percibe estas complicaciones como un recordatorio de su inseguridad. El reposo es otra manera de agravar esa sensación.

Tercer trimestre

En el tercer trimestre se piensa en los nombres del futuro hijo, se toman cursos psicoprofilácticos, se lucha por controlar todo, a veces como mecanismo de defensa ante la ansiedad que el parto provoca. En muchas parejas se reviven las emociones y miedos del primer trimestre. A los que debieron observar cuidados especiales durante el embarazo, este tercer trimestre les provoca esperanza y miedo. Es todo un triunfo porque finalmente han arribado a esta etapa, aunque están conscientes de sus riesgos. Su mayor preocupación es la probabilidad de un parto prematuro. Viven las últimas semanas esperando lo mejor, pero sin confiarse demasiado.

Pasado el parto, para la mayoría de las parejas infértiles la transición del embarazo a la maternidad y la paternidad representa una profunda alegría. Los mecanismos de defensa que permitieron el distanciamiento emocional se transforman para recibir todo el amor, cariño y alegría que explotan al tener un hijo sano. Además, gozan de un gran alivio.

Hijos con cuidados especiales

Tal vez éste sea uno de los temas más aterradores para la pareja infértil. ¿Y si, después de tanto esfuerzo, tiempo, dinero y desgaste de energía, su hijo nace con una o varias discapacidades? ¿Y si una pareja se somete a tratamientos u opta por la adopción y con el tiempo se da cuenta de que su hijo necesitará cuidados especiales?

Es en extremo complejo explicar el dolor y la sorpresa que deben enfrentar. Una vez más, uno de los sentimientos más fuertes es la culpa.

Quienes dudaban de los tratamientos más controvertidos pueden pensar que esto les pasa por "ir en contra" de la naturaleza. Por su parte, aquellos que adoptan y descubren las necesidades especiales de su hijo, suelen sentir más confusión e ira que culpa.

> Debo admitir que por momentos tengo la fantasía de que su madre biológica vendrá por él y nos librará de esta carga. Lo quiero, pero es un niño muy difícil.
>
> Cuando solicitamos la adopción nos preguntaron qué tipo de problemas podríamos enfrentar. Yo pensé: "todo menos discapacidad intelectual". Resultó que nuestro hijo la sufre. Sé que no hay más garantías en la adopción que en cualquier embarazo, pero me da coraje. Siento que en la agencia sabían más de lo que nos dijeron.[42]

Como ya se comentó, las personas infértiles han fanta-seado durante años sobre su futuro hijo(a) y cómo sería su vida con él o ella. Sin embargo, se corre el riesgo de que se presenten complicaciones y que ese bebé que tanto han deseado tenga una o varias discapacidades. Pero esto puede sucederle a cualquiera, independientemente de que la pareja padezca o no un problema de infertilidad.

Entonces, de nuevo tendrán que soportar consejos, preguntas y deberán consultar a más médicos, enterarse de nuevos tratamientos y, con toda probabilidad, de nuevos medicamentos, y aceptarlos.

Tener un hijo con discapacidad y, además, el hecho de que esto ocurra después de años de tratamientos de infertilidad o años de luchar por la adopción, implica un camino muy doloroso, con nuevas metas por enfrentar.

Para gran número de mujeres, aceptar su infertilidad no sólo es no negarse, sino que representa afirmarse como tales. Esto es significativo, en particular si se considera que, durante el proceso, se sienten defectuosas, devaluadas, distanciadas de las demás y excluidas de la función biológica exclusiva de su género.

> Nuestros cuerpos todavía tienen capacidad de sentir placer, vigor y fuerza; no deben ser deshonrados porque una de sus funciones no se efectúa de modo adecuado.[43]

Asimismo, en tanto crisis profunda, es posible comparar la infertilidad con otras experiencias; por ejemplo, el sufrimiento que produce la muerte es similar al provocado por la pérdida del hijo deseado y de la continuación genética. Se puede aliviar el dolor y brindar apoyo a las personas infértiles si su circunstancia se reconoce como una crisis de vida y no como una aberración psicológica o emocional.

Se dice que las parejas que logran concebir y procrear "han triunfado". ¿Qué significa eso? ¿En dónde quedan aquellas que nunca logran tener un hijo biológico? ¿Quiere decir que son unas fracasadas?

Sandy Linton[44] opina que ya es hora de plantear nuevas definiciones de lo que es el "éxito":

> Has alcanzado el éxito si logras atravesar por los problemas de infertilidad sin perder a tu familia ni a tus amistades.

Has alcanzado el éxito si te has convertido en un usuario que se ha informado y educado sobre lo que es la infertilidad y sus tratamientos.

Has alcanzado el éxito si has logrado apoyar y ayudar a otras personas que viven el mismo problema.

Has alcanzado el éxito si has conseguido ejercer control y piensas en las otras opciones disponibles para formar una familia.

Has alcanzado el éxito si has logrado cuidarte y ayudarte a ti mismo(a) buscando otras distracciones o incluso apoyo emocional.

Has alcanzado el éxito cuando algunos días, a pesar de que no has logrado "el éxito", te levantas de la cama, te vistes y enfrentas al mundo un día más.[45]

Notas

[1] Rehner, Jan, *Infertility: Old Myths, New Meanings*, Second Story Press, Canadá, 1989, p. 98.

[2] Downey, Jennifer y Mary McKinney, "The Psychiatric Status of Women Presenting for Infertility Evaluation", *American Journal of Orthopsychiatry*, vol. 62, núm. 2, abril de 1992, pp. 196-205.

[3] Abbey, Antonia, Frank Andrews y L. Jill Halman, "Gender's Role in Responses to Infertility", *Psychology of Women Quarterly*, núm. 15, 1991, pp. 295-300.

[4] Morales Carmona, F., Evangelina Aldana, Jorge Carreño, Edgar C. Díaz, Guillermo A. González, Susana Martínez, María Luisa Rodríguez y Claudia Sánchez, *Psicología de la Reproducción Humana, un enfoque integral*, Instituto Nacional de Perinatología, Editorial Trillas, México, 2002.

[5] Rubín, Ramón, *El callado dolor de los tzotziles*, Fondo de Cultura Económica, México, 1993.

[6] *Ibídem*, p. 13.

[7] *Ibídem*, p. 22.

[8] Salzer, Linda P., *Surviving Infertility*, Harper Perennial, Nueva York, 1991.

[9] Paula Kuniansky, citada por Elizabeth Lenhard, "More Couples Turn to Reproductive Technology", *The Atlanta Journal*, The Atlanta Constitution, 18 de enero de 1994, p. C4.

[10] Epstein, Yakov M. y Halane S. Rosenberg, *Getting Pregnant When You Thought You Couldn't*, Warner Books, Nueva York, 1993.

[11] Harkness, Carla, *The Infertility Book: A Comprehensive Medi-cal and Emotional Guide*, Celestial Arts, Berkeley, California, 1992, p. 78.

[12] Cooper, Susan L. y Ellen S. Glazer, *Beyond Infertility*, Lexington Books, Nueva York, 1994.

[13] Daniluk, Judith, *Infertility Survival Guide*, New Harbinger Publications, 2001.

[14] Berg, Barbara J., John F. Wilson, Paul Weingarther, "Psychological Sequel of Infertility Treatment; The Role of Gender and Sex-Role Identifications", *Science and Social Medicine*, vol. 33, núm. 9, 1991, pp. 1071-1079.

[15] Daniluk, *op. cit.*

[16] Domar, Alice, Ph. D., "Infertility and Stress", *Family Building*, vol. II, núm. 4, 2003.

[17] Morales Carmona, F., Sabrina Rodríguez, Margarita Peralta y Carlos Villanueva, "Autoconcepto y características de personalidad: estudio comparativo entre hombres y mujeres estériles y fértiles", *Perinatología y Reproducción Humana*, vol. 9, núm. 2, abril-junio de 1995.

[18] Peoples, Debby y Rovner Ferguson, Harriette, *Experiencing Infertility*, W. W. Norton and Company, Nueva York, 1998.

[19] Baran, Annette y Reuben Pannor, *Lethal Secrets: The Psychology of Donor Insemination*, Amistad Press, Nueva York, 1993, p. 27.

[20] Baran y Pannor, *op. cit.*

[21] *Ibídem.*

[22] Daniluk, *op. cit.*

[23] Schinfeld, Jay S. y Barbara C. Chamberlain, "Role of Weight Changes in the Relief of Stress in Infertile Women", *International Journal of Psychosomatics*, vol. 32, núm. 4, 1985, pp. 3-7.

[24] Ulbrich, Patricia M., Andrea Tremagliocoyle y María M. Llabre, "Involuntary Childlessness and Marital Adjustment: His and Hers", *Journal of Sex and Marital Theraphy*, vol. 16, núm. 3, otoño de 1990, pp. 147-158.

[25] Licker Feingold, Madeline, "How Do We Deal With It as a Couple?", *Family Building*, vol. II, núm. 2, invierno de 2003.

[26] Abbey, Antonia, Frank Andrews y L. Jill Halman, "Gender's Role in Responses to Infertility", *Psychology of Women Quarterly*, núm. 15, 1991, pp. 295-300.

[27] Daniluk, *op cit.*, p. 27.

[28] *Ibídem*, p. 110.

[29] Peoples y Rovner, *op. cit.*, p. 89.

[30] Hammer Burns, Linda, "Infertility as Boundary Ambiguity: One Theoretical Perspective", *Family Process*, vol. 26, septiembre de 1987, pp. 359-372.

[31] *Ibídem.*

[32] Licker Feingold, *op. cit.*

[33] Menning, Barbara Eck, *Infertility. A Guide for the Childless Couple*, Prentice Hall Press, Nueva York, 1988.

[34] Carreño Meléndez, Jorge, Guillermo González y Claudia Sánchez-Bravo, "Satisfacción marital en parejas estériles con factor masculino y femenino", *Perinatología y Reproducción Humana*, vol. 12, núm. 4, octubre-diciembre de 1998.

[35] Hope Sánchez Mejorada, María y Teresa Martínez Arana, *Los hijos del anhelo*, Editorial Norma, México, 2004, p. 31.

[36] Sarasohn Glazer, Ellen, *The Long Awaited Stork*, Simon and Schuster, Estados Unidos, 1993.

[37] *Ibídem*, p. 13.

[38] *Ibídem*, p. 4.

[39] Sarasohn Glazer, *op. cit.*

[40] Shapiro, Constance H., "Is Pregnancy After Infertility a Dubious Joy?", *Social Casework: The Journal of Contemporary Social Work*, 1986.

[41] Peoples y Rovner, *op. cit.*

[42] Sarasohn, Glazer, *op. cit.*, pp. 257, 260.

[43] Rehner, Jan, *Infertility: Old Myths, New Meanings*, Second Story Press, Canadá, 1989, p. 118.

[44] Linton, Sandy, "Redefining Success, RESOLVE Newsletter of Georgia", reimpresión de *The RESOLVE Newsletter of Virginia*, marzo de 1993, primavera de 1994, p. 2.

[44] *Ibídem*, p. 3.

capítulo 6

Embarazos no logrados

Los embarazos no logrados no ocurren en el útero, sino en la mujer; ...así también, el embarazo no logrado no ocurre sólo en la mujer, sino en la familia.[1]

En este capítulo se usará el término embarazo no logrado para referirse a aquellos que por cualquier causa o complicación no llegan a término.

Algunos les llaman abortos espontáneos; sin embargo, es preferible no usar este término para evitar confusiones.[2]

Antecedentes históricos

La reciente atención que se le otorga al aspecto emocional del embarazo no logrado puede deberse a que, en la actualidad, la mujer comunica su estado desde un principio. Hasta hace poco, se escondía y se daba la noticia hasta que hubiera nacido un bebé sano.

En la época de la reina Victoria, las mujeres debían usar fajas especiales para esconder su embarazo; llevar "ropa de embarazada" era impensable. En 1930, aún ocultaban su estado; en los anuncios de publicidad de estas fajas se incluía la frase: "Para disimular la condición y evitar vergüenzas".

De ahí que los embarazos no logrados ni siquiera se mencionaran, aunque esto no significa que el dolor no existiera.

En casi todas las sociedades se creía que los embarazos no logrados se debían a un comportamiento inapropiado, a los malos hábitos y, también, al "exceso" de relaciones sexuales. Un médico del siglo XIX sostenía que la causa era la violencia... refiriéndose en realidad al sexo.[3]

Las mujeres mayas debían comer lo que se les antojara, es decir, lo que su corazón y su bebé les indicaran. En esta cultura se creía que los embarazos no logrados se debían a que la mujer no había consumido algo que el feto deseaba y, por tanto, había decidido abandonarla.[4]

Durante muchos años, el tema era tabú y rara vez se discutía, ni siquiera entre la propia pareja o con los médicos. Incluso ahora, mucha gente se siente incómoda al mencionarlo.

Por lo general, la infertilidad se asocia con la incapacidad para concebir. Sin embargo, algunas parejas sí consiguen el embarazo, pero su problema es que éste no llega a término.

Gran parte de las concepciones se interrumpe pasados 15 días de fertilización. La mujer suele no advertirlo, ya que la unica señal es que su siguiente menstruación es más abundante y con algunos días de retraso. Las probabilidades de que esta situación se presente aumentan con la edad.

Se ha suscitado mucha confusión porque personas públicas, entre ellas varias actrices, anuncian sus embarazos a los 42 años o más. Dan la impresión de que con los avances de la ciencia y la "alta tecnología reproductiva" ya es posible embarazarse "a cualquier edad". Esto es un espejismo. Los adelantos de la medicina en el campo de la reproducción son impresionantes y en nuestro país se cuenta con excelentes clínicas y médicos especializados en infertilidad. Sin embargo, la edad de la mujer es una realidad aplastante y puede aumentar considerablemente las probabilidades de que su embarazo no se logre.

Se sabe que 75% de los embarazos no logrados se interrumpen durante el primer trimestre, a menudo de modo inevitable. El otro 25%, durante el segundo; en este caso, las causas son más complejas y probablemente remediables.

Cualquier feto que llegue al tercer trimestre (a partir de las 24 o 26 semanas de gestación) es considerado un bebé prematuro, si nace con vida.[5]

En la mayoría de los embarazos no logrados la mujer empieza por presentar manchas vaginales entre café y rojo. Puesto que esto es frecuente –aunque no normal– en el primer trimestre, el médico suele no considerarlo un caso de emergencia. Sin embargo, si en efecto se va a perder el embarazo, el siguiente paso es un sangrado vaginal con manchas rojas por completo, en mayor cantidad, con mayor frecuencia, y posiblemente con cólicos. El sangrado aumenta en cantidades que provocan pánico y los cólicos alcanzan el grado de contracciones de parto. Ante estos síntomas, la mujer debe ser llevada al hospital.

Por último, el tejido es expulsado, de manera parcial o total, y puede distinguirse con claridad que forma parte del producto. Se recomienda que se guarde y sea analizado por un patólogo para investigar la causa del embarazo no logrado. Después de la expulsión el útero se contrae y el sangrado disminuye.

Por lo regular la paciente regresa a su casa el mismo día y el sangrado continúa de modo parecido a la menstruación por cerca de una semana. Es posible que los senos produzcan algo de leche.

El médico indicará cuándo es la siguiente cita, si se deben o no tener relaciones sexuales, así como cuándo puede volver a intentarse el embarazo.

Impacto emocional del embarazo no logrado

Si la vida fuera justa, cualquier pareja infértil que logre un embarazo debería llevarlo a término y parir un niño sano. La pérdida de un embarazo es una experiencia dolorosa, incluso para aquellos sin problemas de infertilidad. Pero cuando ocurre después de años de someterse a tratamientos, los sentimientos pueden ser en particular intensos.

El duelo es muy doloroso y profundo. Aun quienes evitan ilusionarse, cuando reciben el resultado positivo de la prueba de embarazo, empiezan a sentir un lazo que los une a esa vida en gestación.

Algunas personas deciden tener hijos poco después de casados, en tanto que otras prefieren dedicarse varios años a su desarrollo en el campo profesional antes de pensar en formar una familia.

Cualquiera que haya sido el camino escogido, una vez tomada la decisión, la pareja se involucra emocionalmente para lograr su meta.

El embarazo es un estado especial, el único momento en la vida en que la mujer lleva otra vida en su interior. En el nivel psicológico es común que sienta que el bebé es parte de ella y, al mismo tiempo, un ser independiente. Es normal y sano sentirse fusionada con el bebé que se está cargando.

El dolor provocado por la pérdida aumenta cuando la pareja descubre que los demás no comprenden la intensidad emocional de su experiencia. Reciben comentarios como: "Bueno, ahora sabes que sí te puedes embarazar" o: "Pueden descansar un poco más tiempo sin hijos." El apoyo emocional es mínimo porque el ser que no nació no ha adquirido una identidad o una realidad concreta.

Además, cuando la pareja es de escasos recursos económicos, la experiencia del embarazo no logrado es terrible, pues la posibilidad de pagar un nuevo tratamiento es casi nula. De cualquier forma, pueda o no pagar los tratamientos, la pareja teme que la experiencia se repita. Y no sólo eso, no logra evitar pensar que quizás ésta haya sido su única oportunidad de tener un hijo. Incluso pueden volver a vivir años de tratamientos y no obtener resultados positivos.

"¿Hice algo para provocar esta pérdida? ¿Pude haber hecho algo para prevenir lo que sucedió?", son preguntas comunes en estos casos. Es muy difícil convencer a una mujer que ha sufrido un embarazo no logrado de que no es culpable de ello. Algunas se juzgan sin piedad: ¿qué hicieron mal?, ¿acaso no se cuidaron lo suficiente?...

Otra reacción común es sentir enojo, sobre todo con Dios. Así como algunas personas encuentran en su religión la fuerza para luchar contra la infertilidad, otras desisten, se alejan de ésta y pierden la fe.

Aunque el duelo es similar en casi todos los embarazos no logrados, puede ser más intenso cuando se presenta después del primer trimestre.

> En la semana dieciocho fui a mi consulta médica... La doctora me dijo: "¡Vamos a oír su corazón!". Sólo hubo silencio. Finalmente hicieron un ultrasonido. Yo no quería mirar. Ya sabía. Entonces la doctora dijo que lo sentía mucho, parecía que el bebé había muerto tres o cuatro semanas antes. No podía creer que mientras yo com-

praba ropa de maternidad y me ilusionaba con cursos prenatales..., mi bebé ya estaba muerto.[6]

La seguridad de la mujer también se vuelve vulnerable de otra manera: ella espera sobrevivir a sus padres y que su hijo la sobreviva a ella. De ahí la pregunta: "Dios mío, si esto pudo suceder..., ¿qué más puede presentarse?". A partir de ese momento no es de extrañar que desarrolle una actitud basada en el miedo.

> Estaba segura de que tenía sida, o alguna otra enfermedad, siempre y cuando fuera fatal. Continué sometiéndome a exámenes y estudios; estaba convencida de que el médico no había tomado en cuenta algo.[7]

A muchas parejas se les dificulta reconocer sus emociones y enfrentar el duelo. Al salir del hospital, intentan seguir su vida normal, como si nada hubiera sucedido. De ser así, con seguridad no están aceptando su situación. En parte, esta actitud puede deberse a que algunas personas, sobre todo los médicos, no entienden su dolor porque el infante "ni siquiera se había formado". Sin embargo, la pérdida es *real* y la pareja tiene derecho a sufrirla.

Las reacciones a un suceso de esta naturaleza son diversas: algunas parejas se sobreponen con rapidez y en otras la depresión tal vez persista varios meses o más. Existen diferentes rituales para enfrentar la muerte de una persona: entierros, cartas, telegramas de pésame, que ayudan a los deudos a asimilar la pérdida. Por desgracia, no hay ninguno para la muerte del hijo que no nació.

Un aspecto importante, y muchas veces olvidado, es lo que el hombre sufre con el embarazo. Por lo general, él está al margen del tratamiento. Además, se le exige ser fuerte y "no perder las esperanzas"; es probable que ni su mujer sepa lo que está sufriendo y la intensidad de su dolor. Todo esto refuerza su soledad y la exigencia de "estar controlado". La mujer es quien concibe, pero el hombre también ha perdido al hijo que tanto deseaba.

> Fui al trabajo un día, después de que se perdió el embarazo... Una secretaria me dijo: "Ya supe lo que pasó; dile a tu esposa que lo siento mucho" y pensé... "Y yo, ¿qué?"...[8]

Después del acontecimiento, el cuerpo de la mujer está expuesto a cambios posparto en extremo difíciles: sus niveles hormonales estarán muy alterados y sus senos contendrán leche. Mientras su cuerpo se prepara para alimentar al hijo, la mente enfrenta el dolor de la pérdida.

Es necesario estudiar, investigar y profundizar en este tema para poder ofrecer mayor información y apoyo a las parejas que enfrentan esta experiencia dolorosa. Además de la pena tan intensa que viven al no lograrse el embarazo o al morir el recién nacido, en gran parte de los casos es difícil conocer la causa médica del problema.

Notas

[1] Irving, G. Lean, *When a Baby Dies*, Yale University Press, New Haven, Londres, 1990, p. 47.

[2] Harkness, Carla, *The Infertility Book: A Comprehensive Medical and Emotional Guide*, Celestial Arts, Berkeley, California, 1992, p. 169.

[3] Sha, Janet, *Mothers of Thyme: Customs and Rituals of Infertility and Miscarriage*, University Station, Minneapolis, 1990.

[4] *Ibídem.*

[5] Franklin, Robert y Dorothy K. Brockman, *In Persuit of Fertility*, Henry Holt, Nueva York, 1995.

[6] Cooper, Susan L. y Ellen S. Glazer, *Beyond Infertility*, Lexington Books, Nueva York, 1994, p. 92.

[7] Allen, Marie y Shelly Marks, *Miscarriage, Women Sharing from the Heart*, John Wiley and Sons, Nueva York, 1993, p. 15.

[8] Menning, Barbara Eck, *Infertility. A Guide for the Childless Couple*, Prentice Hall Press, Nueva York, 1988, p. 76.

capítulo 7

Otras alternativas

Las familias no nacen; se crean y se desarrollan a lo largo de años de paciencia y amor.[1]

Adopción

La adopción es uno de los procedimientos legales más antiguos, con el cual se "crea" una unión entre personas que no están biológicamente relacionadas.[2]

En algunas civilizaciones de la Antigüedad, como la egipcia, la griega, la romana, la japonesa y la hebrea, la adopción era una práctica común. Adquiría un significado religioso con un ritual de iniciación para el adoptado en su nueva familia.

En su libro *Los hijos del anhelo,* María Hope Sánchez Mejorada y Teresa Martínez Arana[3] explican lo siguiente:

> Al consumarse la Independencia, México se convirtió en la primera nación del continente americano en incluir en un código civil la adopción como figura jurídica, de modo que en los hechos se adelantó a las reglamentaciones de los propios colonizadores... El código de Oaxaca de 1928 incluyó la adopción como una figura jurídica que permitía dar continuidad a una familia sin hijos, asegurar la transmisión de la fortuna y, en su caso, legitimar a los hijos nacidos fuera del matrimonio... Sin embargo, el estigma de la ilegitimidad

y el abandono acompañó a los hijos adoptivos casi a todo lo largo del siglo, lo que llevó a muchas personas a mantener la adopción en secreto.

Factores que deben conocerse sobre la adopción

- La adopción no sólo es un proceso legal que altera o crea relaciones entre diferentes personas, sino también social y psicológico. Es una garantía social que, bien entendida, confiere al hijo adoptivo la posibilidad de identificarse con una familia.
- La adopción es un principio y un fin. Es el principio de una relación para toda la vida, mediante la cual dos adultos asumen los derechos de ser padres y, a la vez, es el fin de los derechos de quienes le dieron vida a este(a) hijo(a).
- La diferencia entre los padres biológicos y los adoptivos es que los primeros no necesitan intermediarios para serlo, en tanto que los segundos dependen de una agencia de adopciones o de abogados que intercedan por ellos. Los padres biológicos saben que su hijo será siempre de ellos; los adoptivos viven con el temor de si lo recibirán. Incluso después de la adopción pueden dudar acerca de si el arreglo será permanente.
- Para la mayoría de las parejas el proceso de adopción, que comienza antes de la primera cita con la agencia de adopción o el abogado, es lento y difícil en el terreno emocional. Al principio, algunos rechazan la adopción por muchas razones. En primer lugar, implica que todos los años de esfuerzos y tratamientos no rindieron resul-

tados positivos. En segundo, deben enfrentar varias pérdidas: no habrá continuidad genética; no se tendrá la experiencia de dar el pecho, de sentir los movimientos del bebé en el embarazo, de vivir un parto y observar a su hijo(a) desarrollarse a través del ultrasonido; no sabrán cómo hubieran sido sus hijos biológicos: ¿a quién se parecerían?, ¿cómo serían? No obstante, durante los tratamientos, las percepciones cambian y, con el tiempo, la adopción adquiere otro significado: puede ser una esperanza, otra opción para lograr ser padres. Un día, de pronto descubren que son capaces de conversar más cómodamente sobre el tema. De la negación han pasado a la curiosidad y al interés.

- Las parejas que ya han trabajado en su infertilidad están mucho mejor preparadas para ser padres adoptivos, ya que, al haber enfrentado su propia pérdida, pueden comprender mejor los sentimientos de abandono y pérdida de sus hijos.
- Uno de los miedos más frecuentes relacionados con la adopción se refleja en la pregunta: "¿Podré querer a este hijo tanto como si hubiera sido biológico?". Muchos no consideran que la unión entre padres e hijos sea un "lazo emocional" que va más allá de la sangre o lo biológico. Los sentimientos hacia el hijo adoptado pueden ser igual de intensos.
- Otro temor común es que el hijo adoptado tenga alguna discapacidad que no se note de recién nacido, lo cual es comprensible. Los padres que enfrentan esta situación de pronto deben realizar estudios médicos y psicológicos a su hijo para conocer mejor su problema y, como es obvio, no están preparados en los aspectos físico, psico-

lógico o económico. Algunos de los niños adoptados requieren cuidados especiales. Aunque siempre existe el riesgo de que esto suceda, para evitarlo en lo posible, es conveniente que la pareja trate con una agencia de adopción reconocida y seria.

- La adopción de niños que requieren cuidados especiales es relativamente nueva y parece ir en aumento.
- Por otro lado, algunas parejas temen que en un futuro su hijo adoptivo los abandone y busque a sus padres biológicos. Aunque la gran mayoría nunca lo hace, esto puede suceder. En tales encuentros se observan distintas situaciones: algunos se decepcionan porque habían idealizado a dichos padres biológicos. Otros, que sí tienen una experiencia positiva con sus padres adoptivos, fortalecen su relación con ellos. Unos más buscan el encuentro para informarse sobre su origen, pero no necesariamente para iniciar relaciones.[4]
- Otro temor es que sus familias desaprueben e incluso rechacen al hijo adoptivo, en especial si se trata de alguien de otra raza. Resulta importante entender que los familiares también necesitan tiempo para asimilar el asunto.
- La adopción no es para todos, por lo que no debe considerarse como el siguiente paso que, de manera automática, debe darse después de los tratamientos. En definitiva, es una de las decisiones más importantes en la vida, ya sea como pareja o como individuo. No todo el mundo quiere ni debe adoptar.

El proceso de adopción

En México, la autoridad central para llevar a cabo el proceso de adopción es el DIF. Primero se entrevista a la pareja. Después se efectúa el "estudio de su casa", cuyo objetivo es comprobar si pueden ofrecerle al hijo un lugar seguro y adecuado. Se les plantean preguntas sobre su infertilidad, su matrimonio y sus motivaciones para adoptar. En ocasiones se abordan los temas relacionados con su infancia y sus sentimientos hacia sus padres.

En este proceso muchas parejas se sienten ofendidas y "evaluadas" para ver si "merecen" ser padres. Se dan cuenta de que la lucha no terminó al dejar los tratamientos; más bien, sigue en pie.

En años recientes la organización Nueva Vida, A.C. ha realizado talleres para preparar en el aspecto emocional a parejas que deseen adoptar. Estos talleres han sido tan útiles que muchas instituciones que entregan niños en adopción ya los piden como requisito para considerar a una pareja. Los manejan profesionales que, a su vez, son padres adoptivos y trabajan con los miedos, las expectativas y las frustraciones que las parejas han vivido y que enfrentarán en el futuro. También invitan a personas adoptadas adultas para que compartan sus experiencias positivas y negativas. La organización es dirigida por Aurora González de Torres y su página en internet es: www.nuevasvidas.com.mx

Aunque la cultura de la adopción ha crecido en nuestro país, es difícil saber con precisión cuántas personas llevan a cabo este procedimiento sin cumplir con los trámites legales. Se dice que podría tratarse incluso de más de la mitad de estos casos.[5]

Además de que este camino es ilegal, no hay preparación emocional para hacer la transición a la paternidad. Ninguna de las partes elabora o enfrenta sus respectivos duelos, ni la madre biológica que entrega a su hijo(a) ni los padres adoptivos que dejan una etapa para entrar a otra.

Aspectos emocionales de la adopción

Los siguientes son algunos aspectos emocionales de la adopción que conviene tomar en cuenta:

- La adopción resuelve el problema de no tener hijos, pero **no** el de la infertilidad. Las parejas que adoptan siguen sintiéndose infértiles.
- Es común que durante el proceso de adopción la pareja se muestre ansiosa y ambivalente: "¿Estaremos haciendo lo correcto? ¿Estamos preparados para esto?".
- Vale la pena cuestionar los propios prejuicios y sentimientos (por ejemplo, este hijo adoptivo crecerá y lo más probable es que su aspecto físico sea diferente del de sus padres y tal vez de sus hermanos). Como ya mencionamos, para que estén mejor preparadas en lo emocional, ahora se pide a las parejas que participen en un taller en el que pueden cuestionar sus prejuicios, miedos y todas las dudas que deseen exponer.
- La espera durante los trámites de adopción es diferente de la de un embarazo, pues durante ésta no se siente al niño, no hay movimientos ni se presentan cambios físicos. Una vez más, la pareja se siente fuera de control. Con la adopción simplemente hay que esperar. Cada vez que suena el teléfono, se vive una gran ansiedad.

Depresión después de la adopción

Después de todo lo que deben vivir, se ha observado en los padres adoptivos –sobre todo en la madre– una sensación de depresión una vez que reciben al niño. Tal depresión puede presentarse cuando se sienten decepcionados o asustados al enfrentarse a la nueva situación de cuidar a un bebé. Asimismo, quizá sufran el duelo del hijo fantaseado o idealizado durante años.[6]

Es probable que les hayan dado un niño cuando esperaban una niña; vivir el duelo por ella es importante y útil para aceptar a su hijo. Es posible que les avergüence estar deprimidos en estos momentos. El periodo de ajuste es un reto para cada miembro de la familia y es normal experimentar esos cambios emocionales. Esta relación no significa necesariamente que la adopción haya sido un error.

Un factor que es imposible pasar por alto es el dolor y el duelo de las madres biológicas, muchas de las cuales expresan que el peor momento es la firma de los papeles en los que renuncian a los derechos sobre su hijo. Éste es uno de los aspectos menos explorados. Algunas personas dan por hecho que la madre biológica no sufre o que no le importa entregar a su bebé. Algunas sufren enormemente y cargan con este dolor por siempre. Otras pueden enfrentar el duelo y continúan con sus vidas y con la convicción de que tomaron la decisión correcta para ellas y su hijo(a).

Querida amiga:
Yo sé que es difícil comprender que una mujer dé a su bebé y diga: "Aquí está mi hijo(a), cuídelo(a)". Sin embargo, en su ignorancia, negación y poca capacidad para sentir lo que sentimos, nos lastiman profundamente...

Cuando nos preguntan: "¿En dónde vive su madre?", duele. Yo soy su mamá. Cuando nos preguntan: "¿Qué hacen sus padres?", duele. Nosotros somos sus padres.

Cuando escriben artículos y persisten en decir: "Su hija adoptiva", en lugar de simplemente "Su hija", duele.

Como ustedes, nosotros gozamos con ella y nos preocupamos también por ella.

Como ustedes, ella nos llama mamá y papá.

Como ustedes, nosotros le decimos hija o hijo.

Como ustedes, nosotros también somos una familia.[7]

Maternidad subrogada

Harry Harlow llamó subrogadas a las muñecas que usó en sus estudios sobre unión maternal realizados con changos. El término madre subrogada o sustituta o portadora se refiere a la mujer que decide llevar el embarazo de otra.

La maternidad subrogada data de la época bíblica, cuando Sara, que es infértil, le dice a su esposo Abraham: "Dios no me ha permitido tener hijos; entra en Agar, mi sirvienta, y ten hijos a través de ella".

Tan sólo en Estados Unidos, existen miles de familias formadas a partir de madres subrogadas. Al igual que la adopción, aunque sí representa una alternativa para tener hijos, ésta no es una *solución* para la infertilidad.

Por lo general se recurre al método de la maternidad subrogada cuando la mujer no puede concebir o llevar a término el embarazo.[8, 9]

En 1977, el abogado estadounidense Noel Keane causó conmoción y curiosidad al anunciar su búsqueda de una mujer que quisiera "cargar al bebé" de una pareja infértil y hacer público un contrato para realizar un procedimiento de maternidad subrogada. Además de aportar la idea del contrato, también introdujo la idea de pagar "por este servicio".

Aquellos que están a favor del procedimiento sostienen que la maternidad subrogada representa la libertad de elección, la libertad reproductiva. Quienes están en contra alegan que es absurdo esperar que una mujer sepa cómo va a reaccionar al tener que entregar al niño que ha llevado consigo durante nueve meses. Un ejemplo de esta situación son las madres que desean dar a su hijo en adopción y después se arrepienten.

Algunas feministas se oponen en forma rotunda al procedimiento, argumentando que provocará un "tráfico internacional de mujeres", en el que la rica "alquilará" el útero de la pobre para traer al mundo a sus hijos. El asunto es tan polémico que en algunos estados de Estados Unidos la maternidad subrogada es legal y en otros no, por considerarla una "venta de bebés". En Francia, en 1994 se prohibió esta práctica al considerar que la naturaleza de este contrato parece inaceptable en lo que concierne a un ser humano[10]. Algunos factores fundamentales con respecto a este asunto son los siguientes:

- ¿Qué sucede si el niño nace con alguna discapacidad y ninguna de las dos parejas lo quiere?
- ¿Qué sucede si la pareja infértil desea que se realice la amniocentesis y la madre subrogada no accede?
- ¿Qué se puede hacer si la madre subrogada fuma y no acepta dejar el cigarro durante el embarazo?
- Desde el punto de vista legal, ¿quién tiene derecho a tomar esas decisiones?

Cuanto más claro y preciso sea un contrato, se correrán menos riesgos de que ocurran estos problemas.

Veamos un ejemplo de lo que puede suceder con este procedimiento.

El caso de Baby M

En este caso, el matrimonio Stern no podía tener hijos porque la esposa padecía esclerosis múltiple y el embarazo podía agravar los síntomas de su enfermedad. Por tanto, se contrató a la señora Mary Whitehead como madre subrogada.

Desde el principio, el psicólogo que realizó las entrevistas y la evaluación de la candidata tuvo dudas; le preocupaba el hecho de que la señora Whitehead deseaba más hijos. Sin embargo, el informe nunca se le entregó a los Stern.

El embarazo marchaba bien, pero para el tercer trimestre, la madre subrogada mostraba dificultades emocionales con respecto al procedimiento. Al parir a una niña, le dio un nombre distinto del acordado con los Stern y poco después inició una batalla legal por su custodia.

La primera ronda la ganaron los Stern, al obtener dicha custodia. La segunda terminó en 1988, cuando el juez declaró que la señora Whitehead era la madre legal y no podía recibir dinero por su función de madre subrogada. Sin embargo, le otorgó la custodia a los Stern.

El caso de Baby M y otros escándalos relacionados con madres portadoras han ensombrecido este procedimiento.

Si el médico tiene dudas o sus principios morales no aceptan este método, es mejor que no discuta la posibilidad de usarlo con sus pacientes. El profesional debe ser congruente entre lo que cree y lo que recomienda.

Otro caso importante tuvo lugar en 1990 en California, Estados Unidos, con Mark y Crispina Calvert. Anna Jonson, la madre portadora, decidió no entregarles al recién nacido:

"Aunque genéticamente no estoy unida a este bebé, soy su madre por la contribución biológica que yo hice al llevar el embarazo", declaró. Con este caso se sentó un precedente: en 1993 la corte determinó que la pareja que dio el embrión son los padres biológicos y sociales del bebé y que la madre portadora es una facilitadora que brinda un servicio a la pareja infértil.[11]

El doctor Robert Franklin[12] explica que ha observado casos exitosos en los que cada parte cumple con su responsabilidad y no se presentan problemas legales. Sin embargo, aclara que no hay que olvidar que este procedimiento puede desencadenar un torbellino emocional en cualquiera de las personas involucradas, complicando las cosas por mejor que se hayan planeado.

¿Cómo funciona la maternidad subrogada?

Los procedimientos de maternidad subrogada consisten en introducir, mediante inseminación artificial, el semen del hombre fértil en el útero de la mujer subrogada. También por FIV se fertiliza el óvulo de la mujer infértil con el esperma del hombre y se transfieren uno o varios embriones a la madre subrogada.[13]

Por ejemplo, en una pareja infértil es posible que la mujer no pueda llevar el embarazo a término por algún problema, pero que tenga ovarios que funcionan con normalidad. En ese caso puede buscarse el "vientre aceptante" de otra mujer. Desde luego, el propósito es que los padres genéticos también sean los padres sociales.

Otro ejemplo es cuando el hombre es fértil, pero la mujer no lo es y se insemina a una segunda mujer que llevará el embarazo. Al parir, ella "dona al bebé" a la pareja con la que realizó el trato.

Aunque casi todas las parejas infértiles que recurren a la maternidad subrogada han aprendido a lidiar con la frustración, la falta de control, la espera y el dolor –incluida la pérdida de uno o varios embarazos–, el procedimiento suele parecer aterrador. Por otra parte, algunos lo prefieren a la adopción porque:

a. Les permite tener un hijo biológico.
b. No son buenos candidatos para esta última por haber rebasado el límite de edad o no tener suficientes años de casados.

¿Quién desea ser madre subrogada?

La evaluación psicológica de la futura madre subrogada es una de las claves para este procedimiento. Las dos razones que más expresan muchas de estas mujeres son el placer de estar embarazada y el deseo de ayudar a otras parejas que no han podido tener hijos.[14]

Sin embargo, algunos consideran que estas dos razones son muy simples y plantean la necesidad de conocer mejor y recabar mayor información sobre las motivaciones que pueden llevar a una mujer a comprometerse en un proceso tan complicado como éste.

Uno de los aspectos más importantes es que el momento de parir y entregar al bebé a la pareja infértil está rodeado de incertidumbre. La misma madre subrogada o portadora no puede adivinar cómo va a proceder. Es probable que lo haga de la manera esperada o tal vez le resulte más difícil y doloroso de lo que imaginaba.

Es esencial que una mujer que decide “llevar” el embarazo de otra reciba el apoyo emocional adecuado.

El psicólogo que trabaja con la madre subrogada debe ser muy cuidadoso a este respecto, porque si lo que ella desea es reparar una pérdida ocurrida en el pasado, deberá estar consciente de que enfrentará otra al entregar al niño o niña a la pareja que la contrató. Un aspecto que es fundamental entender es cuál de las dos mujeres involucradas "está esperando", y es que en los embarazos de este tipo no es la madre subrogada la que "espera", sino la que desea crecer y educar al niño.

¿Qué sucede en México?

En México, los casos de madres subrogadas han ocurrido sobre todo en entornos familiares: una abuela-madre, hermanas, primas y aun amigas que, sin remuneración alguna a cambio, deciden ayudar a la pareja infértil. Ha habido también mujeres que, por necesidad económica, alquilan "su vientre" para procrear. Su pago ha sido entre mil quinientos y dos mil dólares, cifra que contrasta con los diez mil dólares (más gastos) que recibe una madre subrogada en Estados Unidos.[15]

En el aspecto legal, en nuestro país se considera que la madre de un niño es la que lo pare.

No es fácil predecir si la madre subrogada podrá entregar al bebé a los padres biológicos.[16] Asimismo, es muy difícil saber cuántos niños nacen en nuestro país por medio de la práctica de la maternidad subrogada o sustituta, así como establecer los límites, obligaciones y derechos de cada una de las partes que intervienen en este proceso.

Vivir sin hijos

Hasta fechas recientes, las parejas sin hijos aceptaban que la sociedad percibiera que sus vidas eran vacías, aburridas, infelices e insatisfechas. Ahora, muchas cuestionan esta idea y algunas eligen vivir sin hijos. En cierta forma, estas parejas son las más valientes de todas. Desafían una de las condiciones de mayor trascendencia para la humanidad: la pronatalidad, esto es, tener hijos ya sea biológicos o adoptivos; hasta hace poco, encontraban muy poco apoyo tanto entre la población fértil como entre la infértil.[17]

La decisión de no tener hijos es una de las más difíciles de la vida. Después de dedicar un esfuerzo extraordinario durante varios años, de invertir miles de pesos o dólares y derramar muchas lágrimas para concebir, renuncian a su sueño. Y tal circunstancia coincide justo con el comienzo de la segunda mitad de la vida, etapa que se caracteriza por la autoevaluación y la reflexión personal. Después, se logra la aceptación.

El hombre suele estar más dispuesto a tomar la decisión de vivir sin hijos que la mujer. Si la lucha contra la infertilidad fue el aspecto central de la relación durante los últimos años, por una parte, podría ser un descanso acabar los tratamientos, pero, por otra, también representa un nuevo reto y pueden sentirse desorientados. Algunos se preguntan qué los mantendrá juntos si abandonan la búsqueda de la solución.[18]

Por tanto, la redefinición se elabora de manera gradual. Pasados todos esos años, dejar de sentir el dolor es como romper con un mal hábito. Sin embargo, en el momento de tomar la decisión, ocurre algo positivo: situaciones que han sido dolorosas, ahora pierden el poder que tenían sobre la persona.

Carla Harkness[19] explica que para que la pareja dé este paso tan importante debe enfrentar y examinar los tres mitos más comunes relacionados con la vida conyugal sin hijos:

1. La vida sin hijos es vacía y no tiene sentido.

2. Una vida sin hijos termina en soledad y abandono cuando se llega a la vejez.
3. Quienes no son padres sufrirán dolor y arrepentimiento para siempre.

Si bien es probable que toda la vida sientan algo de tristeza, el dolor ya no los domina ni está presente día tras día. A pesar de todo, hay solución para la infertilidad. Aprender a vivir sin hijos es concentrarse, no en la pérdida, sino en la posibilidad de ganar. El problema es no pasar el resto de la vida sintiéndose infértiles.

> Estoy aprendiendo que soy limitado como persona en tanto yo lo permita; mi vida no depende de tener hijos. Debo dejar ir lo que no puedo tener y concentrarme en lo que puedo llegar a ser.
>
> Frankie [20]

> Cuando vas en pos del sueño de tener un hijo, es fácil olvidar que la vida tiene el potencial para muchos otros sueños y satisfacciones.[21]

En esta opción es esencial prepararse para la reacción de los familiares y de la sociedad. Así como por lo general la decisión de adoptar es bien vista, aquella de no tener hijos suele juzgarse, criticarse, despertar enojo y presiones para que consideren la adopción.

Los familiares y amigos también necesitan tiempo para mostrar una actitud de aceptación. Después de todo, la pareja está cambiando de identidad: de ser una pareja que intenta tener hijos, pasará a ser una que ya no los busca.[22]

Probablemente el reto más importante será que, aunque ésta sea su decisión, sus miembros seguirán viviendo en un mundo lleno de gente con niños. Escucharán conversaciones sobre escuelas y eventos infantiles o –una vez más– serán blanco de comentarios imprudentes como: "Ustedes pueden viajar y gastar porque no tienen que pagar escuelas, pediatras y muchas otras cosas". Enfrentarán la misma pregunta a lo largo de su existencia: "¿Por qué ustedes no *quisieron* tener hijos?". El dolor de la infertilidad no desaparece; estará presente día con día. Sin embargo, su intensidad disminuirá y, si se enfrenta y analiza, esta experiencia le servirá a la pareja para crecer y continuar con sus vidas.

> Después de años de tratamientos y de considerar la adopción, mi esposo y yo decidimos hace 16 años vivir sin hijos. Todavía llego a sentir el dolor de no haber podido tenerlos. Ahora muchos de nuestros amigos ya son abuelos. Nuevamente nos sentimos excluidos de una etapa en la vida. Sin embargo, la mayor parte del tiempo estoy tranquila de haber tomado esta decisión.[23]

El poder de la elección

Se ha observado que la manera en que una persona sufre y elabora el duelo ante una pérdida influye en cómo enfrentará otras. Lidiar la infertilidad con éxito les da a las personas la esperanza de adquirir mayor fuerza y comprensión. Si consiguen aprender a ganar en las pérdidas, habrán aprendido una de las grandes lecciones de la vida.

La pareja infértil debe tomar muchas decisiones: cuándo buscar a un especialista e iniciar algún tratamiento; qué tipo de tratamientos están dispuestos a aceptar; cuándo suspenderlos; si van a adoptar o no, y muchas más.

Cabe mencionar que los tratamientos se vuelven cada vez más complicados y riesgosos, por lo que las decisiones serán también cada vez más difíciles.

Antes que nada, es necesario que quede claro que suspender los tratamientos no es un fracaso ni significa darse por vencido. Es una decisión final tomada después de todo un proceso en el que se van haciendo elecciones; no es una decisión que se toma de un día a otro.

El valor de todo lo anterior no reside en tomar la decisión "correcta" sino, sencillamente, en elegir. El poder de la elección radica en que la persona se comprometa con algo, y es ese compromiso lo que hace que la decisión sea correcta.

Las alternativas que se han expuesto en este libro: lograr tener hijos mediante los tratamientos de infertilidad, la adopción, las madres subrogadas o sustitutas o portadoras, la donación de óvulos, esperma o embriones, o bien, decidir vivir sin hijos, son alternativas que cada persona puede considerar, respetando sus valores e ideas individuales. Y es que lo que para algunos es aceptable, para otros no lo es.

Sin embargo, sea cual sea la opción que se elija, es importante reconocer que el dolor de la infertilidad continúa, es una herida que perdura. La diferencia es que esa herida puede cerrarse gradualmente y abrir a la vez para nosotros un camino de crecimiento personal.

Falta mucho por decir sobre el aspecto emocional de la infertilidad. Falta mucho por estudiar y, sobre todo, por escuchar a las personas que viven y que deben recorrer este doloroso camino.

Es fundamental que quien se encuentre en tal situación enfrente los profundos sentimientos que la experiencia despierta. Informarse, leer sobre el problema y sobre las vivencias de otros puede ser un gran apoyo para continuar y tomar las decisiones que cada persona y cada pareja consideren que son las mejores para ellas.

Notas

[1] Salzer, Linda P., *Surviving Infertility*, Harper Perennial, Nueva York, 1991, p. 335.

[2] Smith, Jerome y Franklin I. Miroff, *The Adoption Experience*, Madison Books, Nueva York, 1987.

[3] Hope Sánchez Mejorada, María y Teresa Martínez Arana, *Los hijos del anhelo*, Editorial Norma, México, 2004, p. 15.

[4] Rosenthal, James A., Victor Groze y Herman Curiel, "Race Social Class and Special Needs Adoption", *Social Work*, vol. 35, núm. 6, noviembre de 1990, pp. 532-538.

[5] Hope y Martínez, *op. cit.*

[6] Melina, Lois Ruskai, *Raising Adopted Children*, Perennial Library, Estados Unidos, 1986.

[7] Berger, Amy, "A Plea From an Adopted Mother", *Family Building*, vol. II, núm. 2, diciembre de 2003, p. 32.

[8] Holbrook, Sarah M., "Adoption, Infertility and the New Reproductive Technologies: Problems and Prospects for Social Work and Welfare Policy", *Social Work*, vol. 35, núm. 4, julio de 1990, pp. 333-337.

[9] Solís-Ponton, Leticia, *La parentalidad, desafío para el tercer milenio*, El Manual Moderno, México, 2004.

[10] *Ibídem.*

[11] Franklin, Robert y Dorothy K. Brockman, *In Persuit of Fertility*, Henry Holt, Nueva York, 1995.

[12] *Ibídem.*

[13] Capron, Alexander Morgan, "Whose Child Is This?", *Hastings Center Report*, noviembre-diciembre de 1991, pp. 37-38.

[14] Zaslow, Amy y Carmen Logue, "Considering Surrogacy; A Guide to Getting Started", *Family Building*, vol. III, núm. 3, 2004.

[15] Cherem, Silvia, "Transferencia de embriones: urge legislarla", *Reforma*, mayo de 1995, pp. 10-11.

[16] Isaías López, Manuel, "Dilemas éticos en la fecundación asistida. Argumentación psicológica", *Reproducción Humana*, vol. 13, núm. 1, 1999, pp. 67-76.

[17] Podraw, Joan, "The Childfree Decision Making Process", *Family Building*, vol. III, núm. 4, 2004.

[18] Carter, Jean W. y Michael Carter, *Sweet Grapes*, Perspective Press, Indiana, 1989.

[19] Harkness, Carla, *The Infertility Book: A Comprehensive Medical and Emotional Guide*, Celestial Arts, Berkeley, California, 1992.

[20] Carter y Carter, *op. cit.*, p. 41.

[21] Salzer, *op. cit.*, p. 292.

[22] Daniluk, Judith, *Infertility Survival Guide*, New Harbinger Publications, 2001.

[23] Podraw, *op. cit.*, p. 20.

Glosario

Autoestima. Juicio que las personas hacen acerca de sí mismas y grado en que se valora uno mismo.

Cigoto. Óvulo fertilizado en la etapa anterior a la división celular.

Congelamiento, técnica de (criopreservación). Congelación a muy baja temperatura para mantener viables los embriones y espermas.

Embarazo no logrado. Expulsión natural del feto. El término médico es aborto espontáneo.

Embrión. Término utilizado para describir las primeras etapas del desarrollo fetal, desde la concepción hasta las ocho semanas del embarazo.

Esperma. Célula reproductiva masculina que fertiliza al óvulo de la mujer. La cabeza del esperma contiene los cromosomas, la parte media produce energía y la cola se mueve para impulsar el esperma.

Esterilidad. Término técnico usado en los casos de infertilidad permanente o incurable.

Estimulación (ovárica). Administración de medicamentos hormonales que estimulan a los ovarios para producir más de un óvulo al mes.

Fertilidad. En la mujer se define como la capacidad de concebir y parir un ser con vida. En el hombre, como la capacidad de embarazar a una mujer.

Folículo. Saco en el que madura el óvulo.

Gametos. Nombre técnico que se da al óvulo y al esperma.

Infertilidad. Incapacidad para lograr el embarazo después de un año o más de relaciones sexuales regulares sin el uso de anticonceptivos; o bien, incapacidad para llevar el embarazo a término, es decir, con el nacimiento de un ser con vida.

Infertilidad primaria. Ocurre cuando no hay historia previa de embarazo.

Infertilidad secundaria. Se presenta después de uno o más embarazos que sí se han logrado con éxito.

Lavado de esperma. Procedimiento que separa el líquido seminal de las células espermáticas.

Maternidad subrogada (madre sustituta o portadora). Se refiere a la mujer que lleva la gestación de un embrión no relacionado genéticamente con ella y que después, al nacer, entrega al bebé a sus padres genéticos.

Motivación. Rasgo o disposición psicológica que se deriva ya sea del aspecto genético, de la experiencia del individuo, o bien, de ambos aspectos, los cuales perduran con el tiempo. Las motivaciones conllevan un aspecto energizante y uno direccional; el primero prepara a la persona para actuar y el segundo confiere una dirección específica a cualquier acción. Por lo general, las motivaciones están latentes en el individuo; sin embargo, pueden ser activadas, momento en el cual afectan el comportamiento.

Occito. Célula sexual femenina inmadura. Cuando madura se llama óvulo.

Ovulación. Expulsión de un óvulo ya maduro fuera de su folículo. Suele ocurrir entre el día 14 y el 28 del ciclo.

Reproducción asistida, técnica de. Se compone de las técnicas y procedimientos que permiten ayudar a personas con problemas para concebir y que se usan después de que otros tratamientos médicos han fallado. Comprende los siguientes procedimientos:

- *FIV. Fertilización* **In Vitro** *(In Vitro Fertilization).* Proceso mediante el cual el óvulo y el esperma se combinan en un plato o charola de laboratorio donde ocurre la fertilización. Después el embrión se transfiere al útero de la mujer.
- *GIFT. Transferencia Intratubaria de Gametos (Gamete Intrafallopian Transfer).* Transferencia directa de una mezcla del esperma con el óvulo en la trompa de Falopio, donde se lleva a cabo la fertilización.

- ZIFT. ***Transferencia Intratubaria de Cigoto (Zygote Intrafallopian Transfer).*** El óvulo es fertilizado *in vitro* y el cigoto se transfiere a la trompa de Falopio en la etapa pronuclear, antes de que tenga lugar la división celular.
- TET. ***Tranferencia Tubaria de Embrión (Tubal Embryo Transfer).*** Proceso en el cual un óvulo fertilizado y dividido (embrión prematuro en etapa de segmentación) se transfiere a la trompa de Falopio.

Bibliografía

Abbey, Antonia, Frank Andrews y L. Jill Halman, "Gender's Role in Responses to Infertility", *Psychology of Women Quarterly*, núm. 15, 1991, pp. 295-300.

________, "Infertility and Subjective Well-Being: The Mediating Roles of Self-Esteem, Internal Control and Interpersonal Conflict", *Journal of Marriage and the Family*, núm. 54, mayo de 1992, pp. 408-411.

Allen, Marie y Shelly Marks, *Miscarriage, Women Sharing from the Heart*, John Wiley and Sons, Nueva York, 1993.

Altstein, Howard, Mary Coster, Laura Hartling-First, Christy Ford, Britta Glasoe, Sallie Hairstone, Jaime Kasoff y Amy Wellborn Grier, "Clinical Observations of Adult Intercountry Adoptees and Their Adoptive Parents", *Child Welfare*, vol. 73, núm. 3, mayo-junio de 1994, pp. 261-269.

Andersen, Robert S., "The Nature of Adoptee Search: Adventure, Cure or Growth?", *Child Welfare*, vol. 68, núm. 6, noviembre-diciembre de 1989, pp. 623-629.

Andrews, Frank, Antonia Abbey y L. Jill Halman, "Stress from Infertility, Marriage Factors and Subjective Well-Being of Wives and Husbands", *Journal of Health and Social Behavior*, vol. 32, septiembre de 1991, pp. 238-243.

Backhaus, Kristina A., "Training Mental Health Practitioners to Work With Adoptive Families Who Seek Help", *Child Welfare*, vol. 68, núm. 1, enero-febrero de 1989, pp. 61-68.

Baldwin, Vicki, "Infertility in the New Millennium", *Family Building*, vol. II, núm. 2, 2003.

Baluch, Bahman, Anne Manyande, Aghssa Malek-Mansour y Roshanak Jafari, "Failing to Conceive with *In Vitro* Fertilization: The Middle Eastern Experience", *Psychological Reports*, 1993.

________, Ian Craft y Talha Al-Shawaf, "Prime Factors for Seeking Infertility Treatment Amongst Iranian Patients", *Psychological Reports*, núm. 71, 1992a.

________, "What is Stressful about *In Vitro* Fertilization", *Psychological Reports*, núm. 71, 1992b.

Baran, Annette y Reuben Pannor, *Lethal Secrets: The Psychology of Donor Insemination*, Amistad Press, Nueva York, 1993.

Barth, Richard P., "Adoption Research: Building Blocks for the Next Decade", *Child Welfare*, vol. 73, núm. 5, septiembre-octubre de 1994.

Becker, Gay y Robert Nachtigall, "Ambiguous Responsibility in the Doctor-Patient Relationship: The Case of Infertility", *Social Science and Medicine*, vol. 32, núm. 8, 1991.

Berg, Barbara J., John F. Wilson y Paul Weingarther, "Psychological Sequel of Infertility Treatment; The Role of Gender and Sex-Role Identifications", *Science and Social Medicine*, vol. 33, núm. 9, 1991, pp. 1071-1079.

________, "Psychological Functioning Across Stages of Treatment for Infertility", *Journal of Behavioral Medicine*, vol. 14, 1991, pp. 11-26.

Berger, Amy, "A Plea From an Adopted Mother", *Family Building*, vol. II, núm. 2, diciembre de 2003.

Berry, Marianne, "Adoptive Parents' Perceptions of, and Comfort with Open Adoption", *Child Welfare*, vol. 72, núm. 3, mayo-junio de 1993, pp. 231-239.

Biblia de Jerusalem, Génesis 30:1-3, Editorial Desclée de Brouver, Francia, 1972.

Blanton, Terril L. y Jeanne Deschner, "Biological Mothers' Grief: The Post-Adoptive Experience in Open Versus Confidential Adoption", *Child Welfare*, vol. 69, núm. 6, noviembre-diciembre de 1990, pp. 525-535.

Blenner, Janet L., "Stress and Mediators: Patients Perceptions of Infertility Treatment", *Nursing Research*, marzo-abril de 1992, p. 92.

Brand, H.J., "The Influence of Sex Differences on the Acceptance of Infertility", *Journal of Reproductive and Infant Psychology*, vol. 7, 1989, p. 129.

Burgos, Elizabeth, *Me llamo Rigoberta Menchú y así me nació la conciencia*, Editorial Siglo XXI, México, 1993.

Caminiti, Susan, "The Ordeal of Infertility", *Fortune*, 8 de agosto de 1994, p. 98.

Capron, Alexander Morgan, "Whose Child Is This?", *Hastings Center Report*, noviembre-diciembre de 1991, pp. 37-38.

Carreño-Meléndez, Jorge, Francisco Morales Carmona, Evangelina Calva y Adriana Mendoza, "Depresión y ansiedad en distintos periodos de evolución de la esterilidad", *Perinatología y Reproducción Humana*, vol. 14, núm. 1, 2000.

________, Guillermo González y Claudia Sánchez-Bravo, "Satisfacción marital en parejas estériles con factor masculino y femenino", *Perinatología y Reproducción Humana*, vol. 12, núm. 4, octubre-diciembre de 1998.

Carter, Jean W. y Michael Carter, *Sweet Grapes*, Perspective Press, Indiana, 1989.

Castro, José Luis, *Infertilidad*, tesis, Instituto Nacional de Perinatología, México, mayo de 1993.

Chavarría, María Rosa, "Con problemas para procrear 30% de las mujeres fértiles", *El Universal*, 12 de abril de 1994, p. 5.

Chen, Serena, "Multiple Births: Risks and Rewards", *Family Building*, vol. II, núm. 3, 2003.

Cherem, Silvia, "Transferencia de embriones: urge legislarla", *Reforma*, mayo de 1995, pp. 10-11.

Cooper, Susan L. y Ellen S. Glazer, *Beyond Infertility*, Lexington Books, Nueva York, 1994.

Coperías, Enrique M., "Espermatozoides: cada vez menos y más vagos", *Muy Interesante*, año X, núm. 2, 1992, pp. 5-8.

Cushman, Linda F., Debra Kalmuss y Pearila B. Namerow, "Placing an Infant for Adoption: The Experiences of Young Birthmothers", *Social Work*, vol. 38, núm. 3, mayo de 1993.

Danforth, D. N., *Tratado de obstetricia y ginecología*, Editorial Interamericana, México, 1987.

Daniels, Ken R., "Adoption and Donor Insemination: Factors Influencing Couples' Choices", *Child Welfare*, vol. 73, núm. 1, enero-febrero de 1994, p. 5.

Daniluk, Judith, *Infertility Survival Guide*, New Harbinger Publications, 2001.

Domar, Alice, Ph. D., "Infertility and Stress", *Family Building*, vol. II, núm. 4, 2003.

_______, *Conquering Infertility*, Penguin Books, 2004.

_______, "The Psychosocial Impact of Infertiliy", *Nursing Clinics of North America*, vol. 17, marzo de 1982, pp. 155-163.

_______, "The Effects of Open Adoption on Biological and Adoptive Parents and the Children: The Arguments and the Evidence", *Child Welfare*, vol. 70, núm. 6, noviembre-diciembre de 1991, pp. 637-649.

Downey, Jennifer y Mary McKinney, "The Psychiatric Status of Women Presenting for Infertility Evaluation", *American Journal of Orthopsychiatry*, vol. 62, núm. 2, abril de 1992, pp. 196-205.

Duarte Galindo, Laura, Francisco Morales Carmona y Alberto Kably Ambe, "Psicoterapia de grupo: una alternativa para el manejo integral del paciente estéril", *Ginecología y Obstetricia de México*, vol. 58, agosto de 1990, pp. 239-243.

Edwards, John, "New Conceptions: Biosocial Innovations and The Family", *Journal of Marriage and The Family*, núm. 53, mayo de 1991, pp. 349-360.

Epstein, Yakov M. y Halane S. Rosenberg, *Getting Pregnant When You Thought You Couldn't*, Warner Books, Nueva York, 1993.

Etter, Jeanne, "Levels of Cooperation and Satisfaction in 56 Open Adoptions", *Child Welfare*, vol. 72, núm. 3, mayo-junio de 1993, pp. 257-267.

Fish, Anne y Carol Speirs, "Biological Parents Choose Adoptive Parents: The Use of Profiles in Adoption", *Child Welfare*, vol. 69, núm. 2, marzo-abril de 1990, pp. 129-139.

Flango, Victor Eugene y Carol R. Flango, "Adoption Statistics by State", *Child Welfare*, 1993, pp. 311-319.

Forrest, Linda y Mary S. Gilbert, "Infertility: An Unanticipated Life Crisis", *Journal of Mental Health Counseling*, vol. 14, núm. 1, enero de 1992, pp. 42-58.

Fox, Robin, "Babies for Sale", *The Public Interest*, núm. 111, primavera de 1993, pp. 14-40.

Franklin, Robert y Dorothy K. Brockman, *In Persuit of Fertility*, Henry Holt, Nueva York, 1995.

Friedman, Rochelle y Bonnie Gradstein, *Surviving Pregnancy Loss*, Little Brown and Company, Boston, 1992.

Fuentes, Carlos, *El Naranjo*, Alfaguara, México, 1993.

Ginsburg, Frances, "A Physician's Perspective", *Family Building*, vol. III, núm. 3, primavera de 2004.

Gladstone, James y Anne Westhues, "Adoption Disclosure Counseling as Perceived by Adult Adoptees and Biological Relatives", *Child Welfare*, vol. 71, núm. 4, julio-agosto de 1992, pp. 343-355.

Gómez del Campo, José, *Psicología de la comunidad, perspectivas teóricas, modelos y aplicaciones. Un punto de vista humanista*, tesis de doctorado en psicología, Universidad Iberoamericana, México, 1992.

Grawitz, Madeleine, *Métodos y técnicas de las ciencias sociales*, tomo I, Editorial Hispano Europea, 1975.

Grela, C., F. Kissling, R. Laverde, M. L. Londaño, S. Marcos, R. M. Mararo y A. M. Portugal, *Mujeres e Iglesia: sexualidad y aborto en América Latina*, Edición Ana María Portugal, México, 1989.

Griswold, Roxanne, "Free as the Butterfly", *Family Building*, vol. II, núm. 3, 2003.

Grover Eisner, Betty, "Some Psychological Difference Between Fertile and Infertile Women", *Journal of Clinical Psychology*, vol. 19, 1963, pp. 391-394.

Groze, Victor, "Adoption and Single Parents: A Review", *Child Welfare*, vol. 70, núm. 3, mayo-junio de 1991, pp. 321-331.

Halman, Jill L., Antonia Abbey y M. Frank Andrews, "Attitudes About Infertility Interventions Among Fertil and Infertil Couples", *American Journal of Public Health*, vol. 8, núm. 2, febrero de 1992, pp. 191-194.

Hammer Burns, Linda, "Infertility as Boundary Ambiguity: One Theoretical Perspective", *Family Process*, vol. 26, septiembre de 1987, pp. 359-372.

Harkness, Carla, *The Infertility Book: A Comprehensive Medical and Emotional Guide*, Celestial Arts, Berkeley, California, 1992.

Harriet, Gross E., "Open Adoption. A Research-Based Literature Review and New Data", *Child Welfare*, vol. 72, núm. 3, mayo-junio de 1993, pp. 269-283.

Holbrook, Sarah M., "Adoption, Infertility and the New Reproductive Technologies: Problems and Prospects for Social Work and Welfare Policy", *Social Work*, vol. 35, núm. 4, julio de 1990, pp. 333-337.

Hope Sánchez Mejorada, María y Teresa Martínez Arana, *Los hijos del anhelo*, Editorial Norma, México, 2004.

Ingalls, Robert P., *Retraso mental; la nueva perspectiva*, El Manual Moderno, México, 1982.

Irving, G. Lean, *When a Baby Dies*, Yale University Press, New Haven, Londres, 1990.

Isaías López, Manuel, "Dilemas éticos en la fecundación asistida. Argumentación psicológica", *Reproducción Humana*, vol. 13, núm. 1, 1999, pp. 67-76.

Kably Ambe, Alberto y Claudio Zaragoza, "Transferencia intratubaria de gametos", *Perinatología y Reproducción Humana*, vol. 6, núm. 7, México, julio-septiembre de 1992.

Laurelle, Chantal e Yvon Englert, "Psychological Study of *In Vitro* Fertilization Embryo-Transfer. Participant's Attitudes Toward the Destiny of Their Supernumerary Embryos", *Fertility and Sterility*, vol. 63, núm. 5, mayo de 1995, pp. 1047-1050.

Lauritzen, Paul, "What Price Parenthood?", *Hastings Center Report*, marzo-abril de 1990, pp. 38-46.

Lenhard, Elizabeth, "More Couples Turn to Reproductive Technology", *The Atlanta Journal*, The Atlanta Constitution, 18 de enero de 1994, p. C4.

Lewis, Jan, "The Exchange Report. Wrongful Adoption: Agencies Mislead Prospective Parents", *Trial*, diciembre de 1992, pp. 75-78.

Lewis Rompf, Elizabeth, "Open Adoption: What Does the 'Average Person' Think?", *Child Welfare*, vol. 72, núm. 3, mayo-junio de 1993, pp. 219-229.

Licker Feingold, Madeline, "How Do We Deal With It as a Couple?", *Family Building*, vol. II, núm. 2, invierno de 2003.

Link, W. Paula y A. Carol Darling, "Couples Undergoing Treatment for Infertility: Dimensions of Life Satisfaction", *Journal of Sex and Marital Therapy*, vol. 12, núm. 1, primavera de 1986, pp. 46-59.

Linton, Sandy, "Redefining Success, RESOLVE Newsletter of Georgia", reimpresión de *The RESOLVE Newsletter of Virginia*, marzo de 1993, primavera de 1994, p. 2.

Macer, Darryl R. J., "Perception of Risk and Benefits of *In Vitro* Fertilization, Genetic Engineering and Biotechnology", *Social Science and Medicine*, vol. 38, núm. 1, 1994, pp. 23-33.

Macklin, Ruth, "Artificial Means of Reproduction and Our Understanding of the Family", *Hastings Center Report*, enero-febrero de 1991, pp. 5-11.

Mahlstedt, Patricia, "The Infertility Crisis: An Opportunity for Growth", *Perinatología y Reproducción Humana*, vol. 5, núm. 2, México, abril-junio de 1991.

McDaniel, Susan H., Jeri Hepworth y William Doherty, *The American Journal of Familiy Therapy*, vol. 20, núm. 2, 1992, pp. 101-122.

Melina, Lois Ruskai, *Raising Adopted Children*, Perennial Library, Estados Unidos, 1986.

Menning, Barbara Eck, *Infertility. A Guide for the Childless Couple*, Prentice Hall Press, Nueva York, 1988.

Mergenhagen de Will, Paula, "In Pursuit of Pregnancy", *American Demographics*, mayo de 1993, pp. 48-54.

Miller, Warren B., "Personality Traits and Developmental Experiences as Antecedents of Childbearing Motivation", *Demography*, vol. 29, mayo de 1992, pp. 265-282.

Morales Carmona, F., Evangelina Aldana, Jorge Carreño, Edgar C. Díaz, Guillermo A. González, Susana Martínez, María Luisa Rodríguez y Claudia Sánchez, *Psicología de la Reproducción Humana, un enfoque integral*, Instituto Nacional de Perinatología. Editorial Trillas, México, 2002.

Morales Carmona, F., A. Kably y Franco E. Díaz, "Fertilización asistida: aspectos emocionales", *Perinatología y Reproducción Humana*, vol. 6, núm. 7, julio-septiembre de 1992.

________, "El impacto de los factores psicosociales en la esterilidad", *Perinatología y Reproducción Humana*, vol. 10, núm. 2, abril-junio de 1996.

________, Sabrina Rodríguez, Margarita Peralta y Carlos Villanueva, "Autoconcepto y características de personalidad: estudio comparativo entre hombres y mujeres estériles y fértiles", *Perinatología y Reproducción Humana*, vol. 9, núm. 2, abril-junio de 1995.

Overall, Christine, "Selective Termination of Pregnancy and Women's Reproductive Autonomy", *Hastings Center Report*, mayo de 1990, pp. 5-11.

Peoples, Debby y Rovner Ferguson, Harriette, *Experiencing Infertility*, W. W. Norton and Company, Nueva York, 1998.

Podraw, Joan, "The Childfree Decision Making Process", *Family Building*, vol. III, núm. 4, 2004.

Poplawski, Nicola y Gillett Grant, "Ethics and Embryos", *Journal of Medical Ethics*, núm. 17, 1991, pp. 62-69.

Puig Soberón, Martha, *Infertilidad: repercusiones psicológicas en la pareja infértil y alternativas psicoterapéuticas*, tesina, Universidad Iberoamericana, México, 1991.

Reaching, Anthony E., C. li Chang y F. John Kerin, *Psychology*, vol. 7, 1989, pp. 95-103.

Reber, Arthur S., *Dictionary of Psychology*, Penguin Books, Inglaterra, 1985.

Rehner, Jan, *Infertility: Old Myths, New Meanings*, Second Story Press, Canadá, 1989.

Robertson, J., "Resolving Disputes over Frozen Embryos", *Hastings Center Report*, noviembre-diciembre de 1989, pp. 7-12.

Rosenthal, James A., Victor Groze y Gloria Aguilar, "Adoption Outcomes for Children with Handicaps", *Child Welfare*, vol. 70, núm. 6, noviembre-diciembre de 1991, pp. 623-635.

Rosenthal, James A., Victor Groze y Herman Curiel, "Race Social Class and Special Needs Adoption", *Social Work*, vol. 35, núm. 6, noviembre de 1990, pp. 532-538.

Rothman Katz, Barbara, *Recreating Motherhood: Ideology and Technology in a Patriarchal Society*, W. W. Norton and Company, Nueva York, 1989.

Rubín, Ramón, *El callado dolor de los tzotziles*, Fondo de Cultura Económica, México, 1993.

Ryan, Maura A., "The Argument for Unlimited Procreative Liberty: A Feminist Critique", *Hastings Center Report*, julio-agosto de 1990, pp. 6-12.

Sachdev, Paul, "Adoption Reunion and After: A Study of Search Process and Experience of Adoptees", *Child Welfare*, vol. 71, núm. 1, enero-febrero de 1992, pp. 53-67.

Sadler, Anne G. y Craig H. Syrop, "The Stress of Infertility: Recommendations for Assessment and Intervention", *Family Therapy*, vol. 22, 1987, pp. 1-17.

Salzer, Linda P., *Surviving Infertility*, Harper Perennial, Nueva York, 1991.

Sandelowski, Margaret, Betty Harris y Diane G. Holditch-Davis, "Somewhere out there", *Journal of Contemporary Ethnography*, vol. 21, núm. 4, enero de 1993, pp. 464-486.

Sarasohn Glazer, Ellen, *The Long Awaited Stork*, Simon and Schuster, Estados Unidos, 1993.

Schinfeld, Jay S. y Barbara C. Chamberlain, "Role of Weight Changes in the Relief of Stress in Infertile Women", *International Journal of Psychosomatics*, vol. 32, núm. 4, 1985, pp. 3-7.

Schneider, S., "The Experience of Depression During Infertility", *Family Building*, vol. II, núm. 4, 2003.

Schwartz, Lita Linzer, "Psychological and Legal Perspectives on Surrogate Motherhood", *The American Journal of Family Therapy*, vol. 19, núm. 4, 1991.

Sha, Janet, *Mothers of Thyme: Customs and Rituals of Infertility and Miscarriage*, University Station, Minneapolis, 1990.

Shapiro, Constance H., "Is Pregnancy After Infertility a Dubious Joy?", *Social Casework: The Journal of Contemporary Social Work*, 1986.

Shiloh, Shoshana, Simona Larom y Zion Ben-Rafael, "The Meaning of Treatments for Structure", *Journal of Applied Social Psychology*, vol. 21, núm. 10, 1991, pp. 855-874.

Siegel, Deborah H., "Open Adoption of Infants: Adoptive Parent's Perceptions of Advantages and Disadvantages", *Social Work*, vol. 38, núm. 1, enero de 1993, pp. 15-23.

Solís-Ponton, Leticia, *La parentalidad, desafío para el tercer milenio*, El Manual Moderno, México, 2004.

Smith, Jerome y Franklin I. Miroff, *The Adoption Experience*, Madison Books, Nueva York, 1987.

Sullivan, Lucy, "In the Path of Daedalus: Middleclass Australians' Attitudes to Embryo Research", *BJS*, vol. 44, núm. 2, junio de 1993.

Surrey, E., "Treatment for women over 35", *Family Building*, vol. II, núm. 2, invierno de 2003.

Sverne, Tor, "Biotechnological Developments and the Law", *ISSJ*, núm. 126, 1990, pp. 465-473.

The Economist, "They Are The Eggmen", septiembre 3, 1994, pp. 79-80.

Ulbrich, Patricia M., Andrea Tremagliocoyle y María M. Llabre, "Involuntary Childlessness and Marital Adjustment: His and Hers", *Journal of Sex and Marital Theraphy*, vol. 16, núm. 3, otoño de 1990, pp. 147-158.

Van Regenmorter, John y Sylvia McIlhaney, *Dear God, Why Can't We Have a Baby?*, Baker Book House, Estados Unidos, 1990.

Walker, Herber, E., "Psychiatric Aspects of Infertility", *Urologic Clinics of North America*, vol. 5, núm. 3, octubre de 1978.

Wikler, Daniel y Norma J. Wikler, "Turkey Baster Babies: The Demecalization of Artificial Insemination", *The Milbank Quarterly*, vol. 69, núm. 1, 1991.

Wisot, Arthur y David Meldrum, *Conceptions and Misconceptions*, Hartley and Mark, Vancouver, 2004.

Wood, Carl y Robin Riley, *IVF:* In Vitro *Fertilization*, Hill of Content, Melbourne, 1992.

Zaslow, Amy y Carmen Logue, "Considering Surrogacy; A Guide to Getting Started", *Family Building*, vol. III, núm. 3, 2004.

Zolbrod, Aline P., *Men, Women and Infertility: Intervention and Treatment Strategies,* Baker Book House, Michigan, 1990.

Esta obra se terminó de imprimir
en junio de 2007, en los Talleres de

IREMA, S.A. de C.V.
Oculistas No. 43, Col. Sifón
09400, Iztapalapa, D.F.